GROSS AND GHASTLY

臭臭的
人体小百科

HUMAN BODY

[英] 基夫·佩恩（KEV PAYNE） 著

陆薇 译

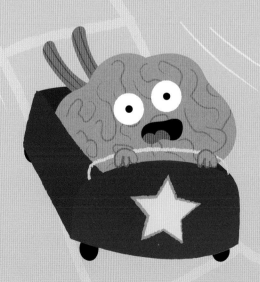

天津出版传媒集团

新蕾出版社

目 录

身体由什么组成

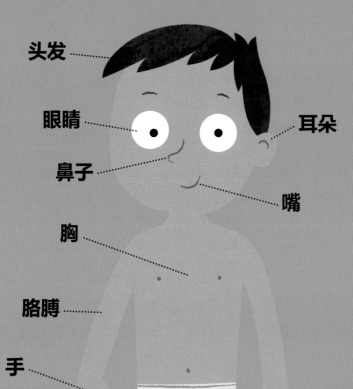

头发

眼睛

耳朵

鼻子

嘴

胸

胳膊

手

手指

腿

脚

脚趾

身　体

　　身体是由八大系统组成的，它们各自都有不同的功能，但必须协同工作，才能帮助我们完成吃饭、睡觉、学习、玩耍这些事。

当我们呕吐、排便、出汗或排尿的时候，身体里的各个系统会帮助我们维持身体正常运转。 透过皮肤你就会看到这些系统啦！

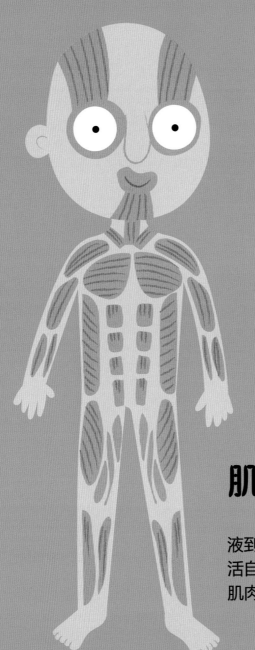

肌 肉

无论是要输送血液到全身，还是要灵活自如地移动身体，肌肉都会帮助你。

器官和骨骼

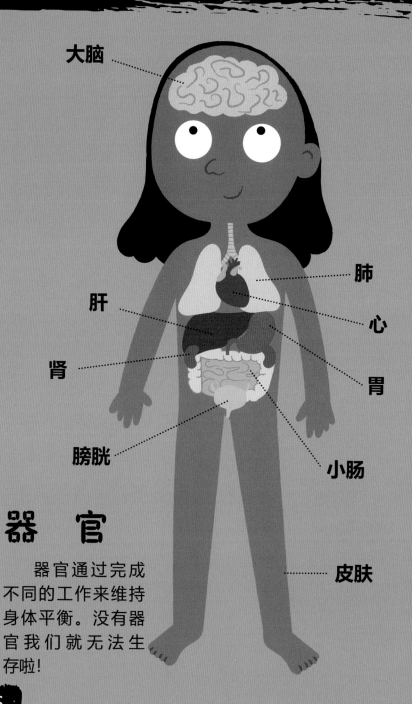

大脑

肺

心

胃

肝

肾

小肠

膀胱

皮肤

器　官

　　器官通过完成不同的工作来维持身体平衡。没有器官我们就无法生存啦!

肌肉下面是一个庞大的器官世界，器官下面就是骨骼啦。

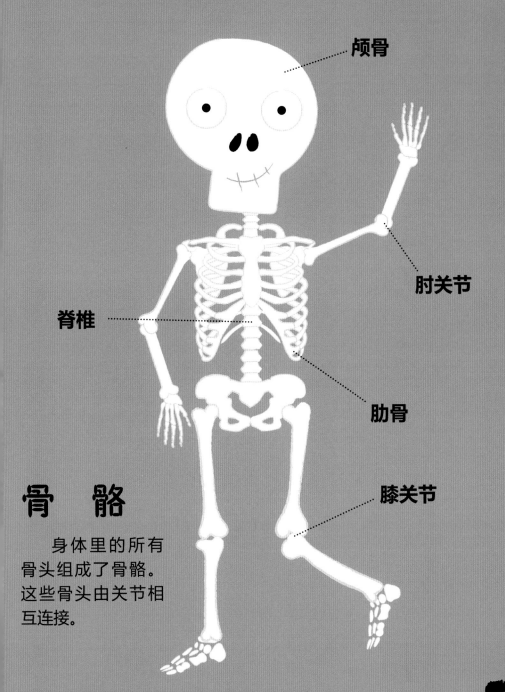

颅骨

肘关节

脊椎

肋骨

膝关节

骨　骼

身体里的所有骨头组成了骨骼。这些骨头由关节相互连接。

超级粪便

粪便是身体消化食物并吸收营养后剩余的残渣。粪便的质地、气味和外观会因为饮食和生活习惯的不同而有所区别。快来看看关于粪便的小知识吧。

1972年，考古学家发现了世界上最大的人类粪便化石，它足足有20厘米长呢！

粪便为什么是棕色的？

粪便为什么是棕色的呢？其实粪便最开始是黄绿色的，但经过身体消化后会变成棕色。如果饮食和身体状况发生变化，粪便有时也会变成其他颜色，比如绿色、黄色、红色、白色或是黑色。

浮 便

"浮便"是指沉不下去，漂浮在马桶水面上的粪便。如果吃了很多油脂含量高或在消化过程中容易产生气体的食物，粪便就会浮在水面上啦。

粪便画

一本名为《艺术世界的100个秘密：你一直想从艺术家、收藏家和策展人那里知道，但又不敢问的一切》的书中透露，著名画家巴勃罗·毕加索曾用他3岁女儿的粪便作画，画了一个苹果。

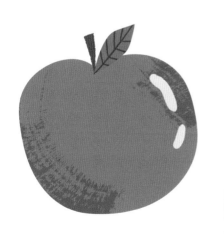

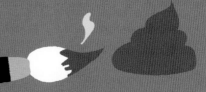

9

厉害的尿

小便、撒尿、尿尿、嘘嘘——不管说法怎么变，尿其实都是水、无机盐和一些化学物质的混合物。肾脏生成尿并储存在膀胱中，尿可以清除血液中多余的杂质。我们一起来看看关于尿的那些事吧！

我要去尿尿啦

大部分人每天都要尿6~8次。但是如果你喝了很多水，或是吃了某种药的话，尿的频率可能就会增加。一个人每天大约会产生1.5升的尿，一个月下来，这些尿足够装满整个浴缸呢。

尿的颜色

尿的颜色和气味与很多因素有关，包括吃过什么东西，喝了多少水，或是身体的健康状况等。尿的颜色通常是淡黄色的，但也可能是绿色、橙色或蓝色的。如果吃了甜菜根，尿甚至会变成粉红色的呢！

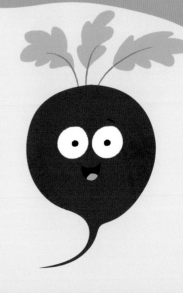

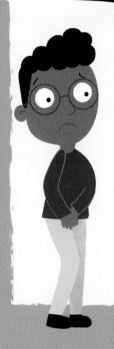

快点呀，我要给手机充电！

尿的能量

科学家们发现了把尿转化成电能的方法，并将其用于手机充电或照明。一个研究团队正致力于将这项技术用于电动汽车。

形同虚设的游泳池

氯与其他元素组成的化合物放入游泳池可以保护水质。大部分人都能分辨出它的气味。但其实，这种气味是游泳池里的氯和人体的油、汗、尿混合而成的气味。

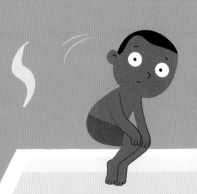

病来如山倒

疾病会使身体的某些功能无法正常运转。世界上有上百种疾病，有的可以通过药物治疗，也有很多是自然原因造成的，一起来看看吧。

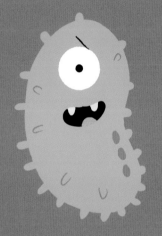

坏死性筋膜炎

坏死性筋膜炎是一种非常罕见且危险的感染性疾病，这种病会快速侵入皮肤，并破坏脂肪和身体组织。它的传染性很强，严重时会危及生命。如果发现得早，可以用抗生素治疗，但有时候为了保命，病人不得不截肢。

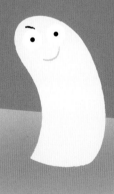

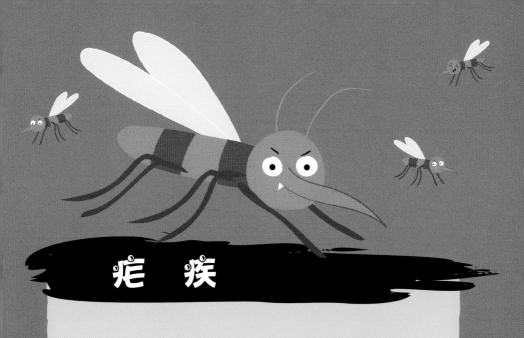

疟　疾

疟疾是一种传染病，主要通过蚊虫叮咬传播。这种病对一些人来说可能并不严重，但对有些人来说却可以致命。如果能够得到及时的治疗，这种病可以治愈，但世界上每年仍有约50万人死于这种疾病。

麦地那龙线虫病

麦地那龙线虫病是因为喝了含有麦地那龙线虫幼虫的水引起的。这些虫卵通过跳蚤传播。人得了这种病，开始的时候没有什么症状，但一年后患者会出现发热、脓肿等症状，线虫也会穿破皮肤钻出来。

强大的消化功能

消化是身体分解食物，获得营养和能量的方式。消化的整个过程从嘴开始，一直到屁股结束。所以不管你吃的是胡萝卜还是巧克力，最终它们都会殊途同归！

强大的胃

胃酸必须足够强大才能消化我们吃的食物！科学家将pH值范围设定在0到14之间，pH值越接近0，代表酸性越强。胃酸的pH值通常在1到3之间，这个酸度足够消化食物了。

由于胃黏膜不断被酸腐蚀，所以每隔几天新的胃黏膜就会长出来。胃黏膜是由黏液组成的，看上去就像鼻涕一样！

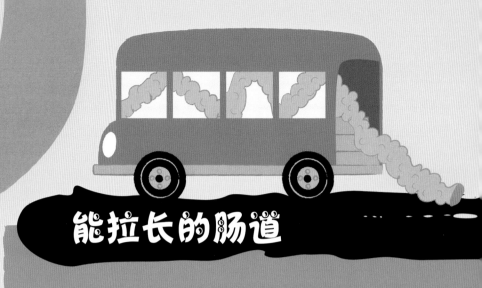

能拉长的肠道

　　肠道（从胃幽门延伸到肛门的管道）整整齐齐地排列在我们的身体里。如果把它拉成一条直线，有9米呢，和一辆公交车的车身差不多长啦！

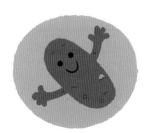

消化排泄

　　食物消化需要多久，取决于吃的食物是什么。一般来说食物在被嚼碎并咽下后，可能需要2~5天才会变成粪便排出。

臭烘烘的脚丫

　　臭烘烘又爱出汗的脚支撑着整个身体，它的骨骼数占据了整个身体的四分之一。就像指纹一样，每个人的脚纹也是独一无二的。

奶酪脚

　　在西方国家，人们有时用"奶酪脚"来指代像受到真菌感染的脚垢一样臭烘烘的东西。2013年，在爱尔兰的一个展览上，用人们的脚趾真菌制作的奶酪成了独特的展品。

小肉脚

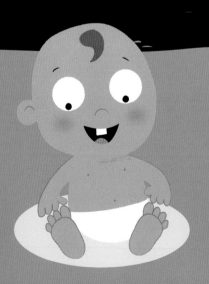

　　婴儿的脚比成年人的脚灵活，因为他们的脚骨还没有发育完全。脚的生长要一直持续到青春期。婴儿的脚很可爱，因为他们的足弓上有脂肪垫，所以他们的脚是肉嘟嘟的。一旦他们的脚部肌肉开始发育，这些脂肪垫就消失了。

棒棒的

通过研究人类化石，科学家们发现，人类祖先可以像用拇指那样使用大脚趾。以前，如果有人因为事故失去拇指，外科医生就会用大脚趾来代替拇指。

汗　脚

每只脚上都有超过25万个汗腺，远远超过身体上其他任何地方的汗腺数量。脚上的细菌喜欢以汗水为食，还会散发出酸臭味。所以勤换袜子是很重要的哟！

出 汗

出汗是身体通过皮肤散热的主要方式。当我们满头大汗的时候，汗液会从皮肤上蒸发，帮助身体降温。汗液的主要成分是水，其中也含有盐和其他化学物质。

快跑呀！

小蜜蜂会被人身上的汗味所吸引，它们甚至会吸食汗液。人们往往会赶走小蜜蜂，但也可能被它蜇上一口。如果你被蜇哭了，小蜜蜂可能会喝你的眼泪哟！

汗臭味

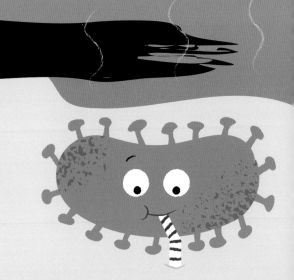

汗液本身并没有气味，但是当它和皮肤上的细菌发生反应，就会产生气味。汗腺遍布全身，就连眼睑上也有呢。

一桶一桶的汗

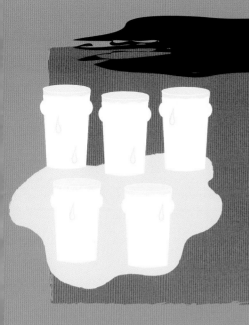

出汗的多少取决于很多因素，比如年龄、健康状况、运动剧烈程度等。通常，运动1个小时流出的汗液大约0.5升，要是出汗多的话，汗液甚至可以达到3升。

素食定律

科学家们收集了素食者的汗液样本，并和肉食者的汗液样本进行了比较。结果显示，素食者的汗液气味更好闻一些。

出汗过多会让身体脱水，所以及时补充水分很重要。

脏兮兮的呕吐物

呕吐是膈、腹部肌肉突然收缩，胃内食物被压迫经食管、口腔而排出体外的过程。虽然呕吐很难受，但这是身体自我保护的一种反应。造成呕吐的原因有很多，包括食物中毒、细菌感染等，甚至乘坐的过山车速度太快也会引起人们呕吐呢！

呕吐物

呕吐物通常是由没有完全消化的食物、胃液和其他化学物质混合而成的。即使没有吃过胡萝卜，呕吐物里有时也会有像胡萝卜块一样的东西，这是什么呢？科学家们认为，这其实就是胃黏膜。

生病啦！

呕吐物是白色、黄色、绿色还是橙色，取决于很多因素，包括你吃过什么东西，有没有生病，生的是什么病等。

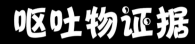

呕吐物证据

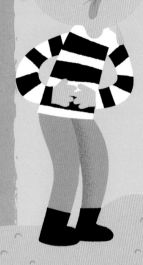

如果在犯罪现场发现了呕吐物，警察会对这些呕吐物进行化验，因为那里面可能包含了一些有用的信息——能证明现场发生过什么，或推测是什么人作案，甚至可以从呕吐物里提取DNA和嫌疑人的DNA比对。

要吐了，快跑啊！

喷射性呕吐是指短时间内的突发性剧烈呕吐。实验证明，这种呕吐物飞沫可以喷射到离病人7米远的地方，这个距离相当于从小型公交车车尾到车头啦！

亮晶晶的鼻涕

鼻屎、鼻涕，这些东西的成分其实都一样。如果你不小心着凉感冒了，鼻子里很可能会流出亮晶晶的大鼻涕。

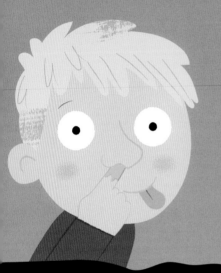

吃鼻涕的人

有的人有吃鼻涕的嗜好。这可不是个好习惯呀！鼻涕会粘住有害的细菌和病毒，不然它们就会趁机进入身体，所以吃鼻涕可不好。

鼻涕多少和这些食物有关

有些食物吃了后会流更多的鼻涕，有些食物却相反。黄油、冰激凌、奶酪和鸡蛋都是吃了会流更多鼻涕的食物，而菠萝、鱼和辣椒正好相反。

彩色鼻涕

鼻涕并不总是绿色的。如果吸入了大量的烟灰或粉尘，鼻涕就会变成黑色的。黄色鼻涕是身体对抗感染的标志，还有一种细菌会把鼻涕变成蓝色的。

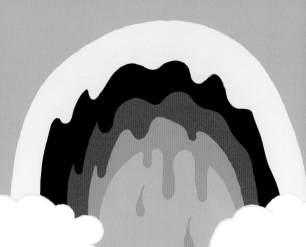

昂贵的鼻涕

2008年，女演员斯嘉丽·约翰逊参加一期访谈节目。她把节目中擤鼻涕用的纸巾拍卖了，拍卖的善款捐给了慈善事业。竞得人花了5000美元把这张鼻涕纸带回家了。

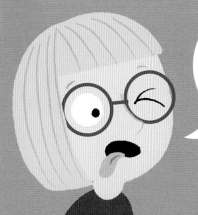

给我5000美元才能碰它！

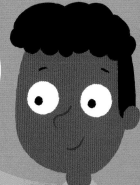

野蛮的细菌

有的细菌对身体是有益的，有的却是有害的，有益的细菌可以帮助人们消化食物，但有害的细菌却会使人肚子疼。细菌属于微生物，只有在显微镜下才能看到它们。

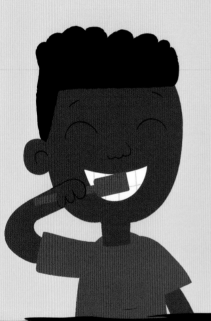

数量庞大的细菌

人的口腔堪称细菌的温床，有超过60亿个细菌，数量几乎相当于地球上的总人数。所有细菌都会经历出生、成长、繁殖、死亡的循环过程。

人体细胞赢啦！

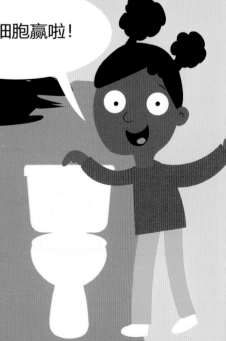

拉出细菌

我们的身体里生活着大量细菌。正常人体内的细胞和细菌数量大致相等。我们在大便的时候会排出三分之一的细菌。

不可思议的细菌

2011年，在一项关于"肚脐眼儿细菌"的研究中，科学家们有了惊人的发现。他们在参与者身上发现了一些不可思议的现象，比如在一个从没有去过日本的人身上发现了来自日本土壤的细菌，在另一个人身上发现了来自极地冰盖的细菌！

我也不知道这是怎么回事呀。

冲马桶

粪便里有很多有害的细菌，所以冲马桶时最好盖上盖子，否则这些肉眼看不到的有害细菌就会散播到空气里，它们甚至能飞4.6米高呢，几乎和长颈鹿一样高啦！这些细菌会长期存活在洗脸池、毛巾，甚至牙刷上面。

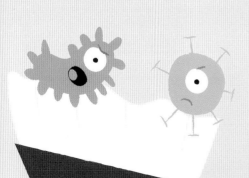

腋　窝

　　腋窝就是上肢和肩膀连接处靠底下的部分。这里是身体较温暖的地方之一，长着很多汗腺。

腋　臭

　　腋臭是因为汗腺滋生细菌引起的。如果觉得气味太难闻想要去除的话，医生会从没有腋臭的人身上提取出细菌，移植到有腋臭的人身上进行治疗。

腋　臭

禁止表演

　　2013年，美国底特律的7岁男孩埃里希·亨泽因为被学校禁止才艺表演而登上新闻。他的才艺就是用腋窝、腿、脖子和耳朵发出放屁的声音。

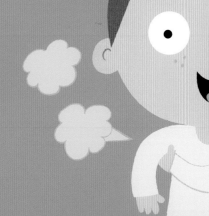

独特的气味

香水可以掩盖汗味。通常，油、花和香草混合的香水最受欢迎，但也有一些气味独特的香水受到追捧，比如培根和比萨味的香水！

啊，这么大块肉啊！

千万别嗤之以鼻

是不是在找新工作啊？腋窝嗅探员可能适合你哟！这是一个专门设置在香水公司的职业，每天的任务就是闻腋窝。他们每小时要闻60多个腋窝，然后看看哪些产品更符合市场需求。

不可思议的世界纪录

人体的潜能是无限的，有的人会把这种潜能发挥到极致。一起来看看这些不可思议的世界纪录吧。

长长的胡子

印度的拉姆·辛格·乔汉最引以为傲的是他的胡子。他的胡子超过了4.29米，和一头大象的身长差不多！乔汉留胡子的时间已经超过了40年。

打嗝儿王

保罗·胡恩被称为"打嗝儿王"，他打嗝儿的声音高达109.9分贝，比吸尘器、电钻，甚至摩托车的声音还要大。胡恩说这都是碳酸饮料的功劳。

神奇的眼睛

土耳其的伊尔克·伊尔马兹保持着用眼睛喷射牛奶的最长距离。为了取得这个成绩，伊尔马兹把牛奶吸进鼻子里，再用左眼把它喷到279.5厘米远的地方。这个距离足足有3个首尾相连的购物车那么长呢！

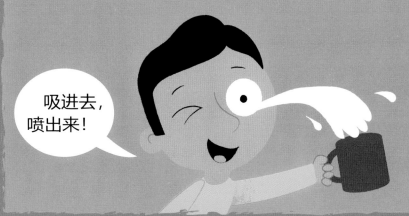

吸进去，喷出来！

* 这些技能都是经过专业训练的，请勿模仿！

舌头最长的人

美国加利福尼亚州的尼克·斯托贝尔是世界上舌头最长的男人，他的舌头有10.1厘米长。要知道，普通人舌头的平均长度是8.5厘米。2016年，斯托贝尔参加了真人秀节目。

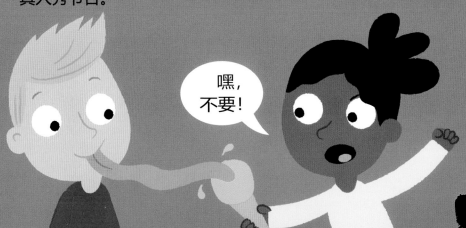

嘿，不要！

结痂的伤口

有时候，我们身上会出现一两块伤疤。这些伤疤是皮肤受伤后留下的。它们是为了保护下面的伤口不受细菌感染而形成的。

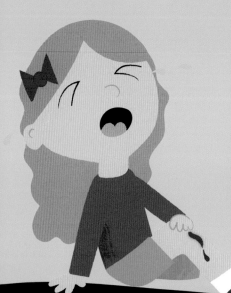

结　痂

通常一两周后，痂就会自行脱落。但是，有的人会忍不住抠掉甚至咬掉痂。这样伤口就又会出血结痂。痂中含有一些蛋白质，但更多的是细菌和脏东西。

痂的制造者

只要皮肤受伤了，一种叫作血小板的特殊血细胞就会聚集到伤口处，并凝结在一起。痂就是血小板生成的物质，变干后硬邦邦的。

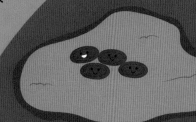

流　脓

有时，痂的周围会出现黄色的痂皮，这是化脓的表现，是身体对抗感染时产生的液体聚集在了痂下面。要是痂破了，脓就会从里面流出来。

脓就是细菌、组织和死去的血细胞的混合物。

哦，宝贝！

一会儿可爱，一会儿哭闹，一会儿臭烘烘？小宝宝们可太难捉摸啦！他们需要细心的照顾和温暖的拥抱。瞧瞧这些精力充沛又聪明活泼的小家伙们有哪些让人惊讶的趣事吧！

小宝宝骨头多

小宝宝的骨头比成年人的多，大约有300块。这些骨头中有很多软骨——一种富有弹性的韧性骨质。它们相互连接，随着小宝宝的成长逐渐变硬，人在成年后就只剩下206块骨头了。

迷人的大眼睛

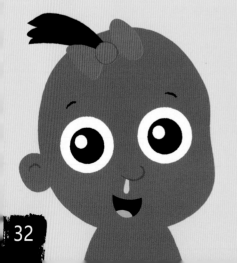

为什么小宝宝的眼睛看起来大大的很可爱呢？那是因为他们的眼睛几乎和成年人的一样大！大多数西方婴儿在6~9个月大时眼睛颜色会有变化，也有些会在12个月（1岁）时改变。他们的眼睛会依虹膜中黑色素数量、种类及其分布的不同而呈现出不同的色彩。

你知道吗？
小宝宝天生就会
游泳呢！

第一次大便

小宝宝在出生后的24~48小时会第一次拉大便。这泡大便很黏稠，有点儿像柏油。3天后，他们的大便会变成浅棕色或黄色，甚至会变成像花生酱一样黏糊糊的。

藏宝游戏

婴儿期和幼儿期的小宝宝在探索周围世界和自己身体的时候，很喜欢把小东西塞进自己的耳朵或鼻孔里。医生曾经从这些地方掏出豌豆、弹球、纽扣和珠子等小玩意儿。医生甚至发现一个孩子的耳朵里长出了蒲公英！

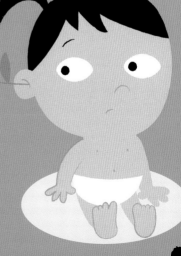

臭气冲天的屁

放屁是肛门排出气体的过程。有的屁没声音，有的屁有声音，但有一点是肯定的——它们的出发点都是一样的！

屁里都有什么？

屁里99%都是没有气味的气体，剩下的1%由各种恶臭的气体组成，这当中就包括硫黄味的气体，这是身体里的化学物质相互作用的结果，也是屁之所以那么臭的原因。

放屁的频率

人平均每天要放14次屁，加起来总共有0.5升左右，足够装满一个气球了。

气球里都是我的屁呀！

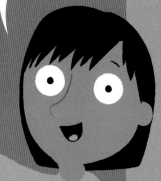

吃什么会放屁？

有些食物吃了很容易放屁，比如扁豆、洋葱、卷心菜、豆芽和菜花。研究人员发现有些食物吃了能减轻屁的臭味，比如香蕉、土豆和谷物。在法国，有一位发明家宣称他发明了一种药丸，吃了后能放巧克力味的屁！

著名的屁

历史上有些人以放屁闻名。比如英国的麦萨尼，他一边听音乐一边放屁。还有法国的李·佩多曼尼，他会用屁吹灭蜡烛。在12世纪，放屁小丑罗兰每年圣诞节都会给国王亨利二世放屁，逗他开心。

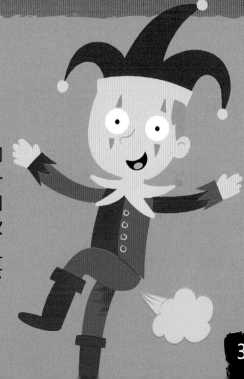

漂亮的血液

血液由血浆、白细胞、红细胞和血小板组成。心脏每跳动一次，血液就会被泵入身体的各个部分，并将养分和激素输送给全身的各组织，然后再返回心脏。

长长的血管

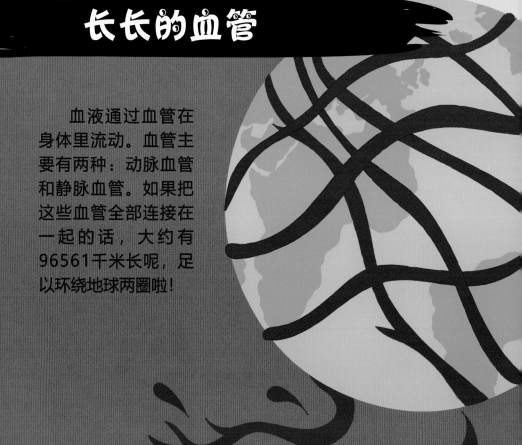

血液通过血管在身体里流动。血管主要有两种：动脉血管和静脉血管。如果把这些血管全部连接在一起的话，大约有96561千米长呢，足以环绕地球两圈啦！

血是红色的还是金色的？

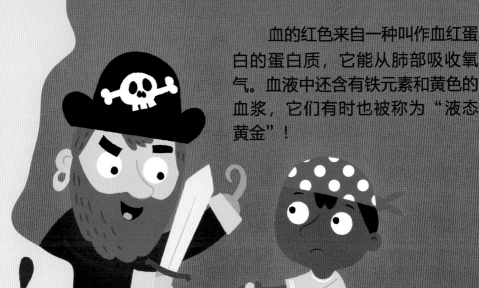

血的红色来自一种叫作血红蛋白的蛋白质，它能从肺部吸收氧气。血液中还含有铁元素和黄色的血浆，它们有时也被称为"液态黄金"！

心　跳

成年人的正常心率为每分钟60~100次。当然，这和年龄、健康状况等因素也有关。老鼠的心率每分钟超500次，而大象的心率每分钟只有30次。如果大象看到老鼠在旁边跑来跑去，它的心跳可能会加快哟！

有效的药物

药物能帮助人们治疗或预防疾病。医生会仔细地给病人诊断、开药。新的药物总是不断出现，医生和科学家们也在一直研究能让我们保持健康的新方法。

奇怪的病

医生在选择药物时必须考虑引起疾病的原因。一名37岁男性因为剧烈咳嗽和呼吸困难被送往医院抢救。医生发现，感染的原因竟然是他每天晚上都要闻穿了一天、满是真菌的脏袜子！

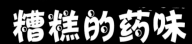

糟糕的药味

药物会散发难闻的味道。孩子通常不喜欢吃药，因为药吃起来总是又咸又苦。孩子的味蕾对这种味道格外敏感。

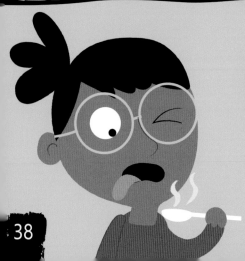

音乐手术

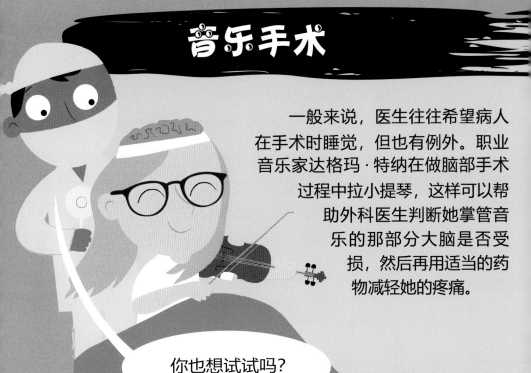

一般来说，医生往往希望病人在手术时睡觉，但也有例外。职业音乐家达格玛·特纳在做脑部手术过程中拉小提琴，这样可以帮助外科医生判断她掌管音乐的那部分大脑是否受损，然后再用适当的药物减轻她的疼痛。

你也想试试吗？

青霉素发现者

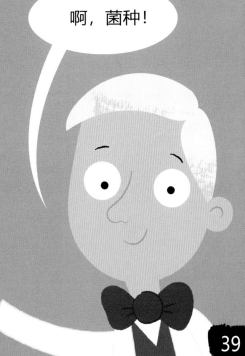

啊，菌种！

青霉素是一种抗生素药物，可以治疗感染性疾病。1928年，亚历山大·弗莱明偶然发现了这种霉菌，当时他度假后回到实验室，发现这种霉菌正在吞噬他培养的细菌。1929年，这种霉菌被命名为"青霉素"，在这之前，它被称为"霉汁"。

粪便话题多又多

一说起粪便，总是话题多多，趣事多多，总有人喜欢滔滔不绝地谈论关于粪便的话题。

最长的粪便

据说世界上最长的人类便便可以达到1.8米。

辛辣食物

吃了辛辣食物，你上厕所时会感觉屁股火辣辣的。辣的本质是一种痛觉，肛门布满了敏感的细胞，就像口腔里的细胞一样，可以感受到火辣辣的痛感。

生火原料

在肯尼亚，一家公司把人类粪便压缩成块，当作生火原料使用。这样有助于保护树木免受砍伐。而且经过燃烧的粪便也没那么臭了，这真是太好了。

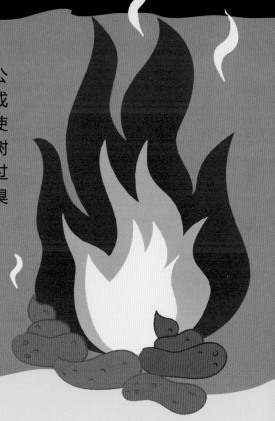

真奇妙

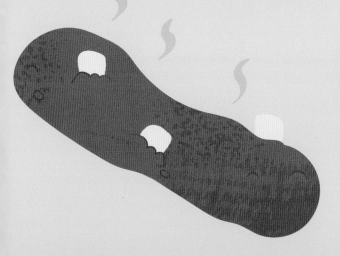

如果吃了玉米，粪便里可能会有玉米粒。由于玉米壳的成分是纤维，身体分解不了这种纤维，但是能消化玉米肉，所以你看到的玉米粒其实只是玉米壳。

受伤的骨头

成年人的身体里有206块骨头。这些骨头可以帮助我们移动身体，保护重要器官，进行日常活动。如果没有骨头，我们的身体就不成形，也不能走路、奔跑，或是拿起书本阅读啦！

造血工厂

虽然骨头坚硬无比，但其实骨头是管子形状的，里面有一种叫作骨髓的海绵状组织。骨髓也负责造血！其每天能制造的身体所需的各种血细胞数量高达数十亿呢！

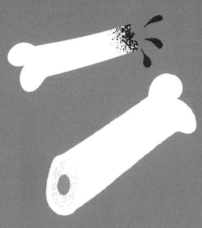

骨头的更新

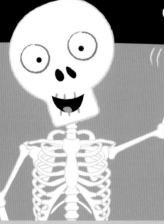

每年，成年人身体里的骨髓都会更新换代。每10年，一套全新的骨骼就更新完毕啦！

笑骨

笑骨位于胳膊肘儿处。如果你不小心碰到了笑骨，可能一点儿也笑不出来，反而觉得有种刺痛感，这是因为手臂上有一条神经，这条神经一直延伸到指尖。

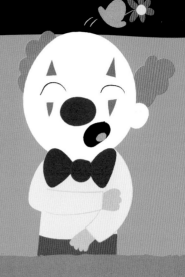

纪录保持者

特技演员埃维尔·克尼维尔保持着职业生涯中骨折次数最多的纪录。他经常驾驶摩托车飞跃汽车、巴士、响尾蛇或狮子，有时会发生撞车事故。这些年他总共骨折过433次。在一次排练中，他飞跃一个装满鲨鱼的水池时摔断了双臂。

恶 心

是谁？是什么？在哪里？什么时候？为什么？怎么办？这个世界到处充满了未知，一起来看看关于恶心的问题吧，答案就在眼前！

为什么呕吐时喉咙有灼烧感呢？

胃酸会帮助我们分解、消化食物。呕吐时，胃液反流，使得嘴里产生酸苦味，并刺激咽喉带来灼烧感。

耳垢能用来做蜡烛？

当然不能啊。虽然耳垢可以燃烧，但普通蜡烛是用石蜡制成的，耳垢燃烧速度快，还会发出噼啪声。死皮细胞、脱落的毛发、代谢的脂肪都不会像蜡烛那样慢慢燃烧熔化。

 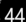

为什么不觉得自己的屁恶心？

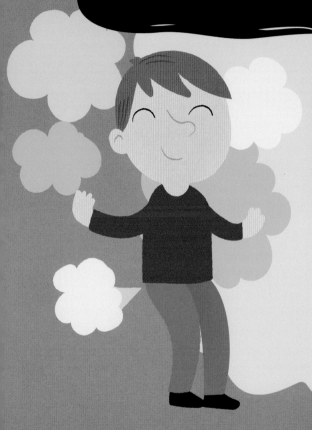

为什么放臭屁的时候身边的人都四散逃跑了，而放屁的人却没有呢？因为他已经适应了自己的屁的味道。实验显示，人们甚至喜欢自己的臭屁味，因为每个屁的臭味都是独一无二的。

臭虫真的会咬人吗？

当然会啦。臭虫白天躲起来，晚上才出来觅食。它们差不多只有苹果种子那么大，吃东西前它们的身体是扁平的。它们能吸食比自己体重多7倍的血液，所以进食后它们会变胖很多。

感觉器官

感官可以帮助我们认识世界。通常认为，人类主要有五种感觉，分别是味觉、视觉、触觉、嗅觉、听觉。科学家们认为，人体中的感觉器官包括感受器、神经通道和大脑皮层感觉中枢三部分。

味 觉

每个人的舌头上有大约1万个味蕾。伸出舌头，我们就能看到上面的小突触，那就是味蕾。味蕾可以帮助我们分辨咸、苦、酸、甜、鲜这五种味道。

视 觉

实际上，我们眼睛"看到"的成像是颠倒的。眼睛通过向大脑发送信息，把颠倒的图像再反转过来。新生儿看到的世界就是颠倒的，直到大脑学会处理这种信息。

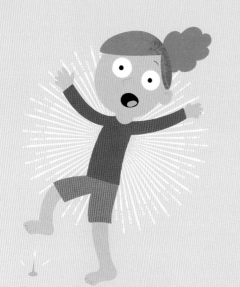

触　觉

触觉器官会根据不同情况做出快速反应。如果双脚站在一个锋利的物体上，触觉器官就会迅速采取行动，把这个信息以每小时160千米的速度从脚传送给大脑！

嗅　觉

你最喜欢什么气味呢？你能闻出一个人是不是开心吗？研究人员发现，身体能通过散发气味信号来表达各种情绪，包括高兴、讨厌或害怕等。

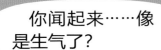

你闻起来……像是生气了？

听　觉

微软公司建造了世界上最安静的地方。那是一个特殊的房间，测试发现房间里的声音只有负20分贝。要知道，耳语是30分贝，就连呼吸声也有10分贝，相较而言，这些声音可以说是"震耳欲聋"呢。

遢遢的肌肉

我们身体中有超过600块肌肉。有了这些肌肉我们就可以维持身材、活动或者搬一些重物。我们可以控制大部分肌肉，但是有一些肌肉是不需要我们控制就可以正常运行的，像心脏那样。

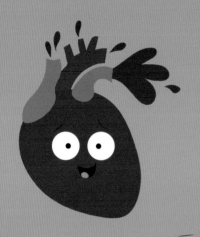

心　脏

心脏是一个由肌肉组成的器官，跟你的拳头差不多大。心脏每天跳动多达10万次，并且给我们的身体泵送大约7000升血液。正常情况下，心脏从来不会休息，就连我们睡觉时都在工作。

脸部肌肉

我们脸上有43块肌肉，可以组成上千种面部表情。科学家们研究一类被称为"变脸人"的人，他们可以单独控制每一块面部肌肉。

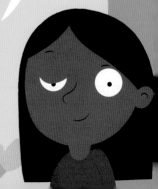

你是饿了还是生气了，又或者是累了？

锻 炼

锻炼可以增强一些肌肉的能力，包括那些有助于拉屎的肌肉。有一种锻炼可以增强你的肛门括约肌的收缩能力，从而让你可以更长时间憋屁。

我憋不住了！

潜 力

潜力是人类可以掌控的一种面对突如其来的生命威胁而使用的超级力量。有很多关于潜力的故事，比如美国的汤姆·博伊尔为了抢救一个被困的人徒手抬起一辆轿车；加拿大的莉迪亚·安戈为了保护她的孩子与北极熊进行搏斗。

眼前一亮

眼睛就像照相机一样捕捉周围的影像，再把这些捕捉到的影像传送回大脑进行处理和分辨。每只眼睛有200多万个可活动的部分，能区分数百万种颜色和形状。现在就让我们一起来看看不可思议的眼睛吧。

婴儿经常会哭，但其实他们直到出生后两周才开始流眼泪！

突出的眼球

美国的金·古德曼最厉害的绝技是从眼窝里突出眼球。她保持着眼球突出的最远纪录，能把眼球突出眼窝12毫米。在一次万圣节派对上，她的眼睛被意外击中后，她第一次发现了自己这项独特的天赋。

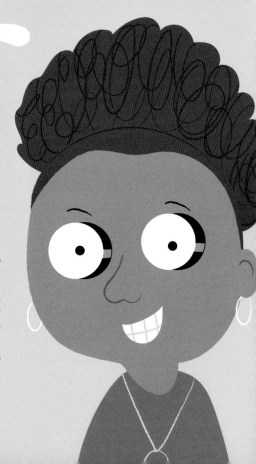

泪流满面

切洋葱时，你是不是想流泪？那是因为洋葱散发的气味和眼睛里的化学物质发生反应，产生了一种酸。大脑把这个信息传送到泪腺，让它释放眼泪冲掉这种酸。

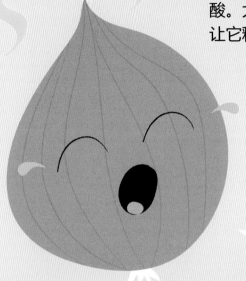

我这么小，你还吃我啊！

丢失的隐形眼镜

在英国，在为一名67岁的女性做眼部手术时，医生惊讶地发现她的右眼后面有一个巨大的淡蓝色肿块。这个肿块是由17片隐形眼镜相互粘连形成的。他们还在那里发现了10片松动的隐形眼镜。也就是说，她的眼睛里一共有27片隐形眼镜。

阿嚏！

打喷嚏是一种下意识的行为，也就是反射性行为。鼻子里的细小毛发感觉到痒时，就会向大脑传送信号，做出打喷嚏的动作——阿嚏！

喷嚏也会睡觉

打喷嚏是鼻子被灰尘、细菌或过敏原刺激后做出的反应，但有的人看太阳也会打喷嚏。睡觉的时候不打喷嚏是因为大脑中的喷嚏感应器也睡觉了。

喷嚏飞沫

打喷嚏时，飞沫是从口腔，而不是鼻子喷出来的。我们喷出的飞沫速度能达到每小时160千米。这个速度比高速公路上汽车的行驶速度都快！喷嚏飞沫能飞到8米远，几乎是一辆双层公交车车身的长度呢！

最长的喷嚏

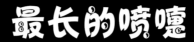

据说最长的喷嚏持续了976天，也就是2年又235天！那是英国的唐娜·格里斯打的喷嚏，她从1981年1月13日开始打喷嚏，一直到1983年9月16日才停下来。

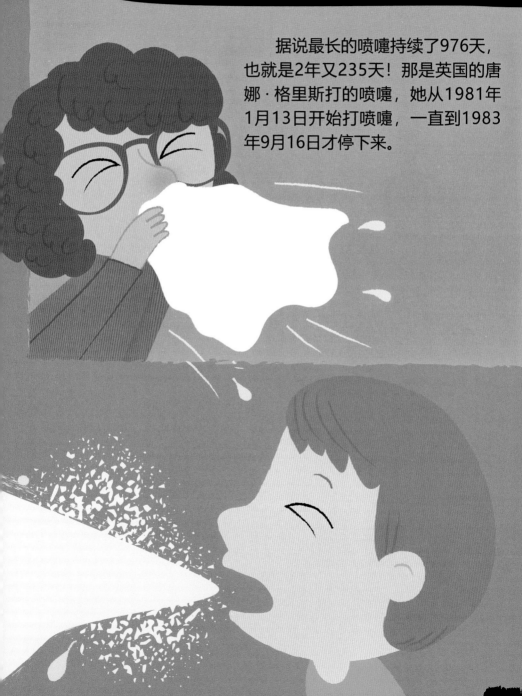

情绪变化

从出生起，我们就能感受到情绪。这些情绪受很多因素的影响，包括我们所处的环境和周围的人。科学家们发现，人们能感受到的情绪多达27种，包括高兴、兴奋、悲伤或厌恶等。那你都有什么情绪呢？

快 乐

马蒂厄·里卡德被称为"世界上最快乐的人"。在一项长达12年的脑研究中，科学家把传感器连接到他的头部，发现他大脑中感知快乐的区域非常大。

恶 心

20世纪90年代，瓦莱丽·柯蒂斯医生做了一项关于恶心感的研究，看看什么东西会让人觉得恶心！她调查了世界各地的人，发现很多事物都会让人觉得恶心。这份长长的名单包括粪便、脚指甲、腐烂的肉、苍蝇、血和脓等。

厌 恶

小孩子两三岁时就会表现出厌恶的情绪。小时候，他们可能拒绝吃味道不好的东西，但还不会表达厌恶。研究显示，这些"小学习家"会从父母的反应中学习如何表达厌恶。

愤 怒

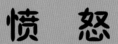

每个人都会生气。有人生气时会跺脚，有人会摔门，还有人必须破坏东西才能发泄怒气。于是就产生了专门供人泄愤的地方，在这里，人们可以砸旧电视、电脑，甚至汽车。当然，除了这种砸东西的方式，还有很多其他的泄愤方法。

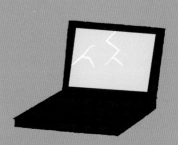

唾　液

唾液、口水、唾沫、哈喇子——唾液有很多不同的名字。它能帮助我们吞咽食物、保护牙齿、消化食物。我们睡觉时唾液的分泌会减少，吃东西时唾液的分泌会增加，尤其当一块美味的比萨放在眼前时！

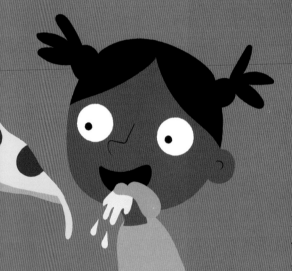

唾液分泌知多少

我们每天会分泌0.5~1.5升的唾液，其中大部分都被吞咽吸收了。一个人一生分泌的唾液总量可以盛满50多个浴缸。

吐口水大赛

世界上很多地方都会举办吐口水大赛。大家会把一些东西放到嘴里，然后尽可能吐到最远。这些东西包括樱桃核、香槟塞等，甚至还有干蟋蟀。

胆小的唾液

人在害怕的时候，唾液分泌会变少。因为唾液分泌是由神经系统控制的，恐惧状态下唾液的分泌会减少。如果你一边看恐怖电影一边吃咸咸的零食，就会非常口渴。

唾液和食物相互作用，使得人对食物的味道非常敏感。

该尿尿啦！

关于尿的话题只说一页不够吧？现在就来进一步认识这种主要成分是水的液体吧，它来自地球上的每一个人！

珍贵的尿

尿曾被用来做堆肥的添加剂，因为它会给土壤增加更丰富的氮和矿物质。你见过"草堆小便池"吗？音乐节期间，人们将草堆改造成小便池，之后这些草堆会被用来堆肥。

尝尿测试

以前，医生会通过品尝病人尿液来诊断病情。他们还会据此画出尿液诊断图，图中记录了尿的味道、颜色和疾病的关系。比如，尿是甜味的话很可能得了糖尿病。

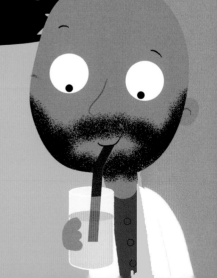

用尿推断居住地

这里以前可能是小便的地方吧！

不会吧？！

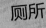

在对土耳其一处1万多年前新石器时期遗址土层的考察中，科学家们发现了在人和动物尿液中常见的一种盐，这说明人类曾经在那里居住。

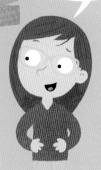

蜇人的水母

传说在水母蜇伤处撒尿有助于减轻疼痛，但大量研究表明并非如此。事实上，这样做很可能刺激水母蜇人，释放更多的毒液。而且，也会给其他海洋动物可乘之机！

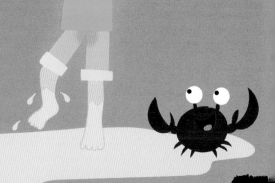

讨厌的寄生虫

寄生虫是一种寄生在寄主体内或体表里的微生物，它们从寄主那里取得养分。有的寄生虫传播疾病，有的会让寄主感到疼痛，还有一些甚至寄主都不知道它们的存在。

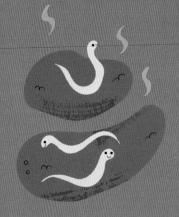

蛲　虫

蛲虫是一种又细又小的白色寄生虫，它的长度还不到1.5厘米。如果不小心吞下了蛲虫卵，它们就会进入人体内。可能使人消瘦、食欲不振、肛门奇痒。勤洗手能帮助我们清洗掉沾染的虫卵，医生也会给我们开杀死蛲虫的药。

浣熊蛔虫

浣熊蛔虫是一种由浣熊携带的寄生虫，人类也可能受到这种寄生虫的侵害，但比较罕见。小孩子如果玩了被浣熊粪便污染的泥土，很容易得这种病。所以正确洗手和避免接触浣熊粪便是预防感染的好办法。

我不记得吃过这个啊。

河狸热

河狸热是一种由肠道中的微小寄生虫引起的疾病。患病者通常是因为喝了被感染的水。这种病的症状包括腹泻、腹痛、呕吐、发热等。抗生素可以治疗这种病，但也有人不吃药就能康复。

绦 虫

有一个印度人腹痛两个月后去了医院，医生发现他的肚子里有一条巨大的绦虫。后来医生从他的嘴里取出了这条虫。他一定是不小心食用了有绦虫卵的东西。这条虫有1.88米长，几乎和一个高个子男人的身高一样长了！

屁股趣事

臀大肌是屁股上的肌肉，也是身体上最大、最有分量的肌肉。一起来看看这块厉害的肌肉吧！

没有屁股的麻烦

睡吧屁股

你有没有想过人为什么会长屁股？研究人员普遍认为，屁股有助于人体保持直立，并在运动中保持平衡。但如果长时间坐着，就有可能得"臀死综合征"。为了避免这个问题，我们要定期运动，尤其要让屁股适当运动。

臀鼓

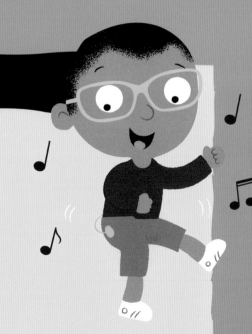

臀鼓是一种安装在舞者屁股上的乐器。它带有一组传感器，可以追踪舞者屁股的摇摆动作，再用电脑把这些动作制作成流畅的乐曲。

屁股的力量

和其他肌肉一样，臀大肌也可以通过锻炼变得更壮实、更强健。蹲步、弓步和举重都有助于臀大肌的锻炼。日本的切里先生保持着很多项千奇百怪的世界纪录，其中一项就是用屁股压碎核桃。

艺术家理查德·杰克逊举办了一个雕塑展览，展室墙壁上的颜料都是他用屁股喷上去的呢。

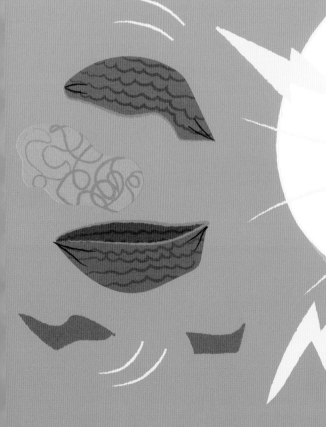

不可思议的大脑

"mind-boggling"的意思是让人吃惊的，难以置信的。让我们一起来看看关于大脑的那些不可思议的事吧！

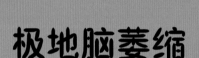

穿件衣服吧！

极地脑萎缩

一队科学家在南极洲考察了14个月后，大脑出现了萎缩的现象。通过对他们考察前后的大脑扫描发现，那些负责记忆、学习和表达情绪的区域缩小了。这种变化可能是长期和同样的人生活在同样的地方，每天都看到同样的风景造成的。

走神儿的人

研究人员发现，经常走神儿的人在智力测验中的得分比不走神儿的人更高。所以，下次老师说不要上课走神儿时，你就有借口啦！但上课时，还是要聚精会神听老师讲课的。

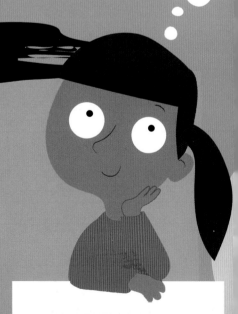

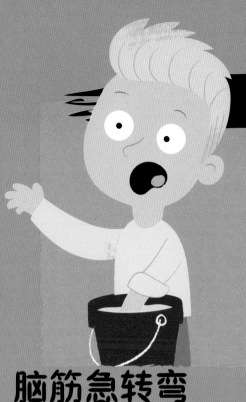

大脑疼

大脑本身没有疼痛感受器，所以感觉不到疼痛。当神经末梢受到损伤向大脑发出信号时，我们才会感到疼痛。关于疼痛的耐受测试有很多种，比如把手放到冰水里，看看多久会感到疼痛。

脑筋急转弯

有一道简单的问题，要快速说出答案哟！

玛丽的妈妈有四个孩子，他们分别是四月、五月、六月和（　　）。

答案就是——没错，是玛丽啊！

如果你的答案是"七月"，说明大脑偷懒了。为了省时省力，有时大脑会偷懒，这个时候的答案很可能是错的！

偷懒

特别的皮肤

皮肤是覆盖在身体最外面的器官，它可以保护身体、调节体温、感知疼痛。最薄的皮肤是眼皮，最厚的皮肤在手掌和脚掌上。

拉　皮

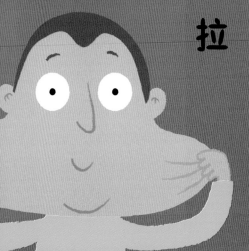

全身的皮肤加在一起，面积大约有2平方米呢，几乎和一块野餐垫差不多大了。世界上最有弹性的皮肤纪录保持者是加里·特纳，他能把脖子上的皮肤全部拉到下巴旁。

吃皮肤的蛆虫

我们难以想象可怕的、爬来爬去的、黏糊糊的蛆虫会治病，但实际上，蛆虫疗法确实存在。这种疗法可以用来修复病人的伤口。蛆虫能快速吃掉伤口周围的死皮和腐烂的肉，促进组织修复。

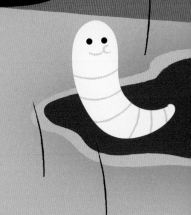

水　疱

水疱是皮肤表面积满体液的疱，主要由摩擦、冻伤、烫伤或感染引起。脚上更容易长水疱，因为要经常走路、跑步。如果每次父母让你整理乱糟糟的房间，你都要逃跑的话，那就更容易长水疱啦。

蜕　皮

有一些动物比如蛇一口气就能蜕下整张皮。但人类不一样，我们的皮肤细胞平均每分钟会脱落3万个。这也是我们会在家里的灰尘中发现死皮的原因。

人类真恶心。

没头脑

大脑就像一台超级计算机，可以存储和处理来自周围的大量信息。所以它像电脑一样，有时也要重新启动！一起来看看需要大脑重启的那些事吧！

记忆力下降

大部分人进入中老年后，记忆力会下降。但现代医学研究表明，造成记忆力下降的原因其实还有很多，比如抑郁、焦虑等不良情绪，还有用脑过度带来的疲劳或者身体的其他疾病。

你说什么？

冻住的大脑

很多人都觉得，如果吃冰激凌或者冰棍的速度太快，会感到一阵头疼，好像脑子被"冻住"了。但这种头疼其实是由于口腔黏膜末梢神经受到刺激，面部和头部血管发生收缩导致的。大脑被冻住其实是身体发出的信号，不管冰激凌多好吃，吃的时候都要细嚼慢咽呀！

大脑的能量

大脑看起来就像果冻，
重量大约是1.3千克，
和一个大菠萝差不多重！
它产生的能量足够
点亮一个灯泡了。

超级器官

人体有78个器官，它们一起运转帮助我们保持身体健康。这些器官为我们做了很多事！一起来看看它们的趣事吧。

清道夫——脾脏

脾脏大约有13厘米长，和一个芒果的长度差不多，它会过滤血液，清除血液中的细菌和病毒。东南亚巴沃族人的脾脏很大，这样他们的血液中就能携带更多的氧气，使他们可以潜入海底采集贝类了。

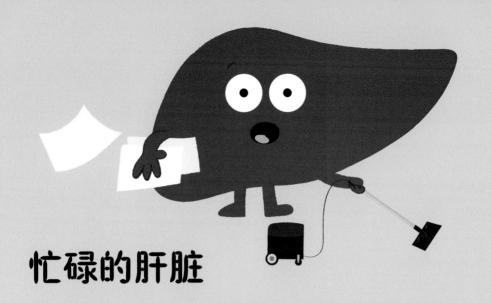

忙碌的肝脏

　　肝脏是仅次于皮肤的第二大器官，它的大小和一个橄榄球差不多。肝脏通过把食物转化为能量，清除血液中的有害毒素，抵抗感染来保持身体健康。如果肝脏受损了，它还会再生，所以人们可以把自己的一部分肝脏捐给需要的病人，这样两个人的肝脏就都能恢复正常了。

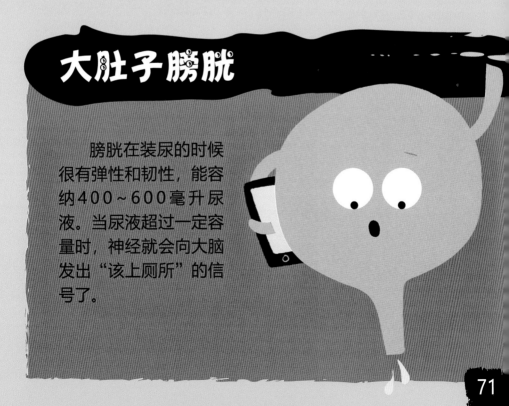

大肚子膀胱

　　膀胱在装尿的时候很有弹性和韧性，能容纳400~600毫升尿液。当尿液超过一定容量时，神经就会向大脑发出"该上厕所"的信号了。

可怕的毛发

毛发几乎覆盖了身体上的所有部位。不长毛发的地方包括嘴唇、手掌和脚掌。头上有10万多根头发，每根头发可以生长2～6年。

人类身上的毛发数量和黑猩猩的差不多。但是，人类毛发和它们的相比太细小了，所以并不明显。

头上的小虫

虱子和跳蚤是生活在头发里的小虫，它们靠吸血为生。它们黏糊糊的脚粘在头发上，还经常在人与人之间传播。全球每年都有数百万人被传染，但这并不是不卫生的标志。

死去的毛发

毛发从皮肤毛囊中生长出来，发根是毛发中唯一有生命的部分。我们看到的头发其实是毛发已经死去的那部分。这就是剪头发时，我们不会觉得疼（除非理发师的技术太差了）的原因吧！

棒棒的头发

头发虽然看上去很细，但其实很有韧性，也很结实。一根头发能承重100克，这相当于一个柠檬的重量。一头头发能承受两头大象的重量呢！

长大啦!

从"可怕的"2岁到青春期，我们的身体和思想各方面都在成长。一起来看看我们成长过程中的各种变化吧！

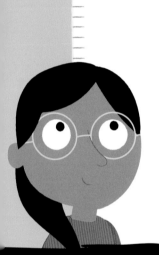

早起的身高

通常，我们在早上的个子最高。这是因为连接骨骼的椎间盘白天会受到挤压，睡一夜后，身高就会恢复1厘米左右。

痤 疮

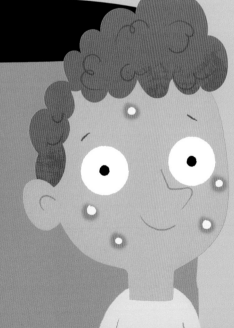

很多青少年都有痤疮，也叫粉刺或青春痘。它是皮肤上长出来的脓疙瘩，每当细小的毛孔被细菌、油脂或死皮堵塞时就会长这种疙瘩。这是成长过程中的常见现象。

季节性成长

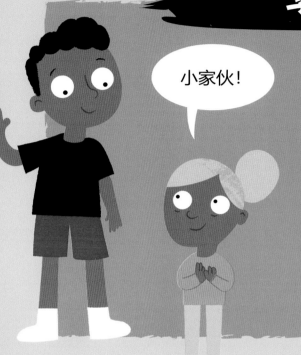

小家伙！

当你很久没见某个亲戚，他再见你时提到的第一件事可能就是你长高了。这和他最后一次见你的时间有关，因为孩子们在春天长得更快！

生长痛

腿疼不一定是因为跳得太多或运动过度。在3~12岁这个好动的阶段，儿童生长痛很常见。这是长大的标志啊。

哎呀！

磕伤、跌伤、割伤、剐伤，身体总会因为某些意外而受伤。一起来看看这些让你痛得"哎呀"大叫的意外伤吧！

真意外！

儿童最常见的意外伤是跌伤。虽然跌伤很痛，但它并不在人类最疼痛疾病的清单上。世界公认最疼痛的疾病有：癌症、带状疱疹和三叉神经痛等，据说三叉神经痛就像脸受到了电击一样。

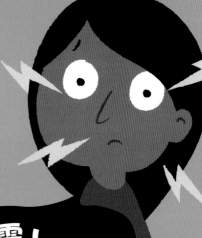

真倒霉！

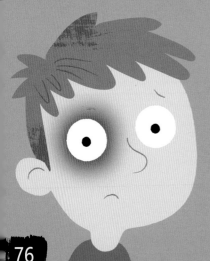

身体磕伤后，那块皮肤又青又紫，那是因为皮肤下面的微小血管破了，血液慢慢渗出来，但是表层皮肤没有破，血液淤积在皮肤下面流不出来，就会出现紫色或青色的淤青，摸的时候很疼。不过淤青会随着伤口的自我修复慢慢消失的。

咔嚓！

当发生跌倒或其他意外时，骨头可能会断裂，也就是骨折。骨折非常痛苦。医生要用X光检查骨折的地方，看看如何治疗，然后用绷带和石膏把受伤的地方固定起来，保证它在愈合的过程中不再受伤。

无痛症

先天性无痛症，简称"CIP"，这是一种很罕见的疾病，得了这种病的人感觉不到任何疼痛。虽然听起来不错，但其实很痛苦，因为他可能在身体受到严重伤害时都感觉不到。

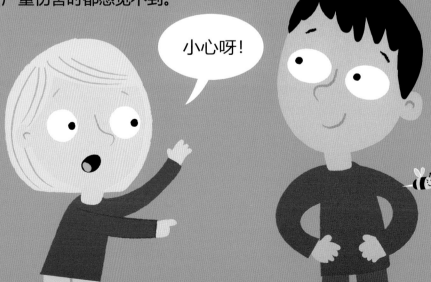

小心呀！

好好睡一觉吧

睡眠是重要的身体机能，它能给身体和大脑充电，让身体恢复精力，让大脑增强记忆力，这样我们醒来的时候才会精力充沛，保持最佳状态。不同年龄段的最佳睡眠时间是不同的，5~12岁的儿童大约需要11个小时的睡眠，婴儿的睡眠时间更是长达15个小时！

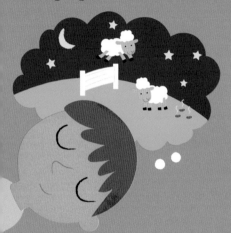

做 梦

梦境可能很有趣，也可能很吓人，还可能奇奇怪怪的。大多数人醒来后都只记得梦的部分内容，95%的内容可能都记不清了。有的人为了记住梦，就写"梦境日记"，甚至编撰成书了呢！

不睡觉

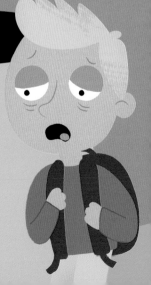

1963年12月，17岁的兰迪·加德纳连续11天不睡觉，打破了之前的世界纪录。在创造了这项新纪录后，他又在第二天连续睡了14个小时。不过，这样做其实很危险，千万不要模仿他呀！

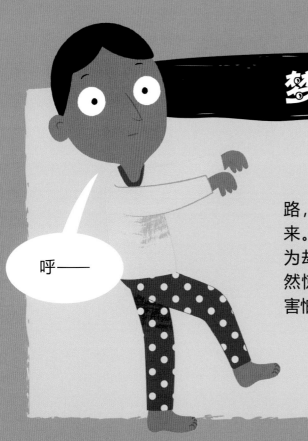

梦游

人在梦游时不一定会走路，也可能只是从床上坐起来。虽然他睁着眼睛，但行为却是反常的。如果他被突然惊醒，可能会非常疑惑和害怕。

响亮的呼噜声

珍妮·查普曼老奶奶的呼噜声能够盖过洗衣机、拖拉机或火车的声音。她的呼噜声超过了111分贝，刷新了最大呼噜声的世界纪录。她打呼噜的声音就像一架大型喷气式飞机飞过屋顶时的声音一样。

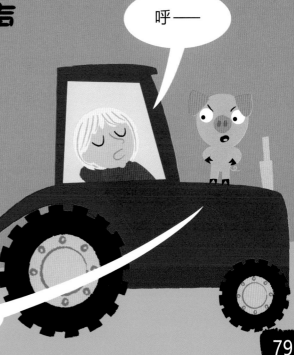

牙 齿

牙齿在我们出生前就开始发育了，在你6~9个月大的时候，牙齿就会长出来。3岁时，大多数孩子都会有整整20颗乳牙，但这些乳牙还会脱落，最终被32颗恒牙所替代。

乳 牙

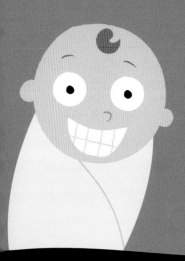

每2000个婴儿中，就有一个婴儿出生时嘴里至少有一颗牙。1990年，英国的肖恩·基尼登上了新闻，因为他出生时就有12颗牙。为了避免喂养的时候出现问题，这些牙都被拔掉了。直到几年后，他的牙才再次长出来。

坚硬的牙齿

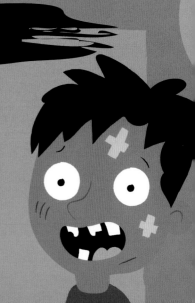

牙釉质是身体里最坚硬的物质，它不像骨头那样会自我愈合。它比钢还要硬，但是又很脆，也就是说，它容易因为咬硬东西或突发事故而受损。科学家们通过研究古人类的牙齿骨骼，发现了人类祖先的大量信息。

香气四溢的牙膏

薄荷味是牙膏中最常见的口味，当然还有很多其他口味，比如蛋糕味、巧克力味、南瓜味、培根味和木炭味。即使用章鱼味的牙膏刷牙也能开始新的一天。

每天刷2次牙，每次刷2分钟，一年总共也就刷24小时左右。

脏脏的指甲

手指甲和脚指甲是由角蛋白构成的，这种物质在马蹄和犀牛角中也有。手指甲长得很慢，大约每个月只长2.5毫米。脚指甲长得更慢，要是缺一块的话，可能要一年半才能完全长好呢。

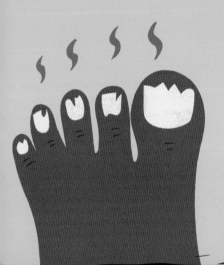

糟糕的真菌

某些真菌会让指甲变成黄色或棕色的，而且变得很厚。这种真菌很难自行消失，如果不治疗的话，可能会导致指甲裂开或脱落。

指甲艺术

指甲艺术很受欢迎，有的人把指甲艺术上升到了新高度。瑞秋·贝蒂·凯斯是一名指甲艺术家，她用剪下来的指甲制成了袖珍动物骨架模型。

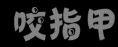

咬指甲

咬指甲是一个很常见的习惯，但这个习惯会引起疾病，因为指甲缝里有很多细菌。即使洗过手，这些细菌依然存在，很容易被吃进嘴里。

最长的指甲

世界上单手指甲最长的人是谢里达尔·奇拉尔。他的五指指甲加起来有909.6厘米长，大约相当于2辆汽车的长度！他只留了左手指甲，右手指甲保持着正常长度，所以他还能从事摄影工作。

耳朵的故事

耳朵由三部分组成：内耳、中耳和外耳。耳朵听到声音后，会把信息传送给大脑，所以人类能听到各种各样的声音。不过，很多孩子在游戏时往往听不到父母叫他们的声音。

耳 垢

黏糊糊、亮晶晶的臭耳垢对保护耳朵有着很重要的作用，它可以抵抗细菌，避免异物进入耳道。它是由死皮细胞、掉落的毛发和油脂组成的。

菜花耳

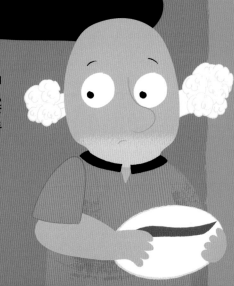

打橄榄球的人可能会得一种叫"菜花耳"的病。在激烈的比赛中，耳朵可能被撞得扭曲变形，看起来疙疙瘩瘩的就像菜花。

不休息的耳朵

噗!

即使在睡觉，耳朵仍然能听见声音，因为它仍然在工作。虽然大脑会过滤掉那些嘈杂的噪声，但我们还是可能会被一声巨响或放屁声吵醒。

过山车

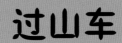

如果你坐过山车时觉得恶心，那可能是内耳的原因。内耳中含有一种液体，这种液体会向大脑发送运动和平衡信息。当这种液体晃动过快时，大脑接收到的信息就变得乱糟糟的，人就会感到恶心了。

恶心的事

总有一些令人恶心的事会发生。一起来看看吧，你肯定会觉得恶心的！

睫毛螨虫

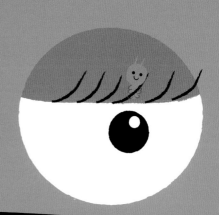

大部分人睫毛上都有螨虫。这种微生物以睫毛或眼皮上的角质为食。

满是细菌的手机

亚利桑那大学的科学家们发现，手机上的细菌是马桶座圈上的10倍。

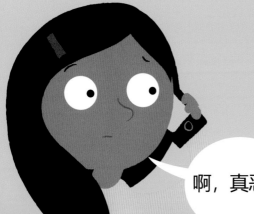

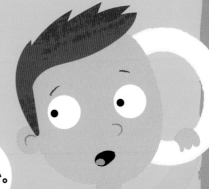

啊，真恶心。

家族的味道

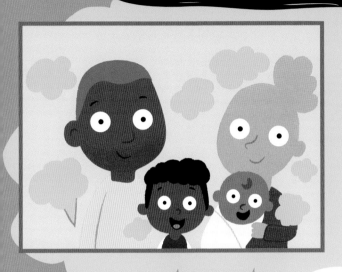

一起吃一起住的人就连身上的味道都是相似的，也就是说一家人放的屁闻起来都很相似！

能洗衣服的唾液

现在不用洗啦。

唾液里含有一种能分解食物的酶。这种酶和用来洗衣服的洗涤剂中的酶的成分相同，都是用来加速化学反应的。

长大的变化

在长大的过程中，我们的身体会发生一些变化。一起来看看这些变化吧！

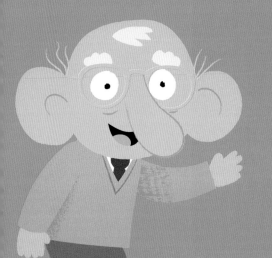

变大啦！

在长大的过程中，耳朵和鼻子都会变大，主要原因之一是重力的作用，重力使这些器官下垂。

变矮了

在长大的过程中，骨骼里的钙会流失。钙是一种对骨骼健康很重要的矿物质，没有钙，骨骼就会变脆，容易断裂，脊椎里的骨骼也会越来越薄，连接它们的椎间盘也会慢慢变小，这样身高就会变矮。所以到了70岁的时候，整个人的身高会比30岁时减少2.5厘米左右！

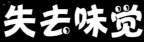

失去味觉

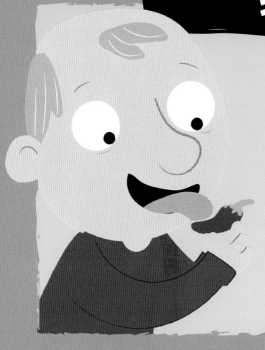

我们小时候味蕾很敏感，几乎每隔几周就会更新一次。但是长大后，味蕾就逐渐不这么敏感了，它很难分辨不同口味之间的区别。这也许能解释为什么老爷爷、老奶奶喜欢吃辣椒了吧！

不出汗

研究人员发现，汗腺会随着年龄的增长慢慢萎缩，所以当你跑完步满头大汗时，你会发现老奶奶可能一滴汗都没流。

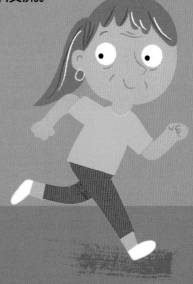

可怕的手

手臂的末端就是手，手能完成很多复杂的动作，比如抓东西、举东西、写字等。大部分人有两只手，每只手有五个手指。如果没有手，就没办法做出戳、抠、挖或指等动作啦！

罗马帝国的恺撒大帝为了防止战俘造反，下令砍掉他们的拇指。

关于手的那些事

我们的手上沾满了细菌。研究发现，细菌可以在手上存活3个小时，潮湿的手相较于干燥的手细菌还要多1000倍。80%的细菌都是通过手传播的，这些细菌会让人生病。所以经常用肥皂和清水洗手很重要。

哎哟！

在美国，每年有大约3万人因为不小心切断手指被送往医院。最常见的两个断指原因是电动工具使用不当和被门缝夹压。

用手放"屁"

芬兰的安东·普昂蒂通过用手发出放屁的声音赢得了全国才艺比赛大奖。他演奏了约翰·列侬的《圣诞快乐》，得到了2.5万英镑的奖金。

耍 酷

人体很奇妙。如果不会做侧手翻或翻筋斗，你也可以舒舒服服地坐在椅子上做做这些酷酷的动作。

视错觉

当大脑和眼睛之间信息传输混乱时，就会出现视错觉。同样一幅图，这样看可以，那样看也可以。这是创作于1892年的著名的视错觉图片。你从这幅图上看到了什么？鸭子还是兔子呢？

抬手指试验

有没有听说过"抬不起来的手指"？它通常用来形容懒人，不过你可以试试这个小试验！弯曲中指，把弯曲的部分放在一个平面上，然后展开另外几个手指，让它们也放在平面上，再一个接一个地抬起来。你能抬起拇指、小拇指和食指，但就是无法抬起无名指啊！

不可能完成的任务

人体可以完成很多不可思议的任务，但也不是万能的。试试摸一摸你的胳膊肘儿，能摸到吗？要是用手摸同一侧的胳膊肘儿呢？现在就来试试用右手摸右胳膊肘儿，是不是摸不到？

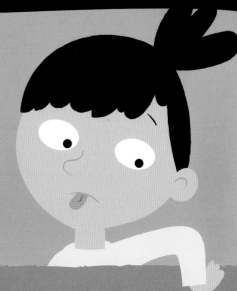

智力测验

智力测验是一种锻炼大脑的活动。科学研究虽然对它的效果持不同看法，但智力测验本身是很有趣的。试一试盯着下面的物品看20秒，然后用手盖住这些物品，你能记住几个呢？

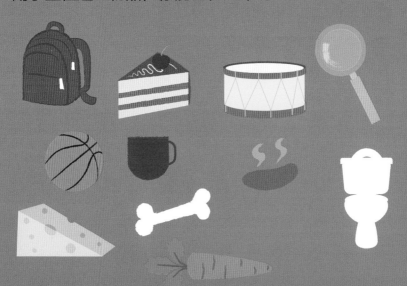

敏感的神经

　　神经系统控制着人的行为，包括思考、运动和呼吸等。它由大脑、脊髓和神经元组成。神经系统可以在大脑和身体其他部位之间不断传递信息。人体有超过7万亿个神经元，形成了大约14.5万千米的神经纤维。厉害吧！

自然反应

　　如果要做拍手或捡东西等动作，大脑会进行思考并决定如何做出这些动作，但也有很多动作其实是自动完成的，也就是自然反应，包括呼吸、消化和流口水等。

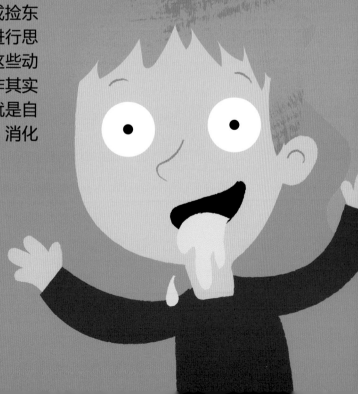

真讨厌！

"是什么让你这么烦躁？"你一定被父母或朋友这样问过吧。噪声的刺激通常会让人感到不舒服甚至烦躁。科学家们对此进行了测试。他们播放各种声音，让人判断哪些声音最难忍受。下面是排名靠前的最难忍受的声音名单：

打呼噜的声音
大声吃东西的声音
汽车警报器的声音
刀刮瓶子的声音

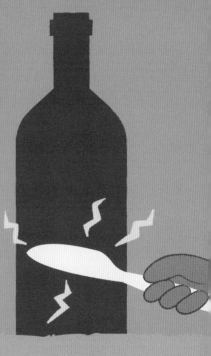

如坐针毡

"如坐针毡"可以用来描述手、腿或脚发麻的刺痛感。如果神经供血被切断了就会有这种感觉，产生这种感觉通常是身体以不正确的姿势长时间坐着或躺着造成的。

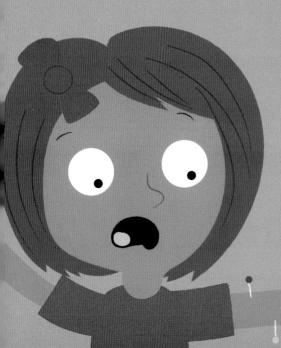

后背上的事

脊柱不是一整块长长的骨头，而是由30块左右叫作椎骨的骨头组成的。这些椎骨的存在让我们可以弯腰、转身或侧弯。脊柱是身体的支柱，连接大脑和身体其他部位的神经。

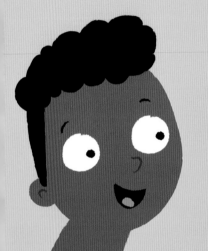

伸长的脖子

人类的脖子有7根椎骨，和长颈鹿脖子的椎骨一样多！不同的是椎骨的长度。长颈鹿的一块椎骨长达25厘米，而人类的一块椎骨只有7毫米左右长。长颈鹿的整个脖子长达1.8米左右，比成年人的身高还要高呢！

弯曲的后背

其实脊柱比我们想象中的要灵活，而有些人的脊柱超级灵活，比如杂技演员。有的杂技演员甚至可以用脚射箭，他们用脚控制弓和箭，举过头顶射出去。

这是专业动作，千万别在家里尝试啊！

飞出太空

宇航员在太空完成飞行任务回来后，会发现自己比离开地球时的个子要高。这是因为太空中没有重力作用，椎间盘在脊柱中自然伸展。但是这种情况不会持续太久，他们的身高很快就会恢复原样了。

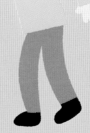

安息吧

死亡是不可避免的，所有的生物都会死亡。

死后的变化

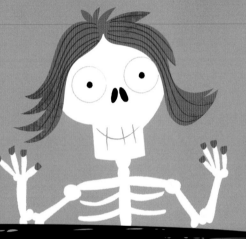

人死后，尸体会经过一整个腐败的过程。最初头发和指甲看起来像是在生长，但其实，这只是因为皮肤干枯萎缩了。

还活着的假象

人死后的3个小时里，尸体还会打嗝儿或放屁。身体里残余的气体会释放出来，甚至可能引起声带震动，这种震动会让人误以为尸体出声了。

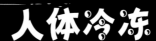

人体冷冻是指人死前，把身体冷冻在特制的容器里，希望未来能被复活。冷冻人的血液被一种特殊的化学物质代替，这种物质不会像冰那样破坏细胞。

人体农场

有的人会把尸体捐给"人体农场"，那是一个户外实验室，科学家们在那里研究尸体在不同条件下的腐败情况。这些研究结果可以帮助警方破案。

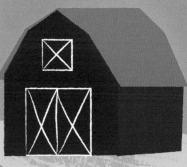

恶心的黏液

身体很多地方都会产生黏液，包括口腔、肺、胃和肠道等。鼻涕也是黏液的一种，但不是唯一的一种。一起来看看这些黏糊糊的东西吧！

有稠有稀的黏液

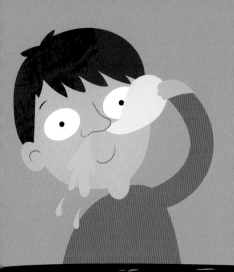

黏液有时稀，有时稠。要是鼻涕像果冻一样，那可能是因为空气太干燥，或是你被细菌感染了。鼻塞时，我们可以用洗鼻器。它的原理是把生理盐水注入一个鼻孔，再让它带着黏液从另一个鼻孔流出来。

菠萝的妙用

如果你想清除黏液，吃菠萝可能是个好办法。菠萝汁中的酶有很强的消炎作用，可以分解黏液中的蛋白质，有助于黏液的排出。但是，这种酶对口腔也会有作用。这就是为什么吃过菠萝后，舌头会有被蜇的感觉。

黏性细菌

肠道里充满了细菌，而我们需要有益菌帮我们保持健康。幸运的是，肠道中的细胞会产生免疫球蛋白，这种球蛋白能吸收有益菌，使它们具有黏性。这样一来，这种黏糊糊的有益菌就能长时间待在肠道里啦。

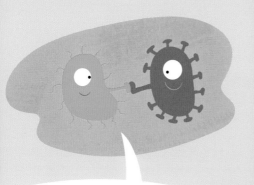

留下我们吧！

蛛 网

蜘蛛侠的粉丝们一定很想知道科学家们对爬虫的研究成果，特别是人类能不能也像那样爬行。但结论可能并不如人意。要想像蜘蛛侠那样爬，就必须从脚趾到胸口都裹上一层黏糊糊的垫子。

相似性

遗传学是研究生物遗传和变异规律的科学。基因中的DNA也被科学家们用来研究各类生物如何随着时间进化。有些研究会把人类和一些不可思议的事联系起来。

调皮的黑猩猩

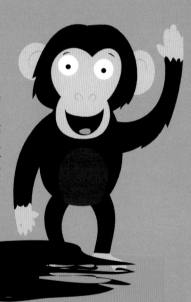

人类98%以上的DNA和黑猩猩的DNA一样。黑猩猩和人类一样有面部表情，会使用工具，甚至能用植物治疗肚子痛。有的黑猩猩甚至会用手语进行简单的交流！

猫和人

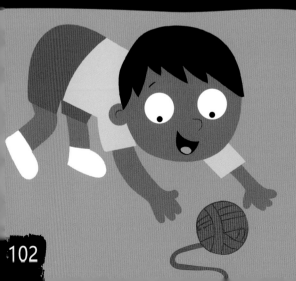

如果你喜欢晒太阳、喝牛奶或者玩毛线球，那么2007年的一项研究大概能解释其中的原因。科学家们发现，人类大约90%的基因和家猫的基因相似！

嗨，表哥！

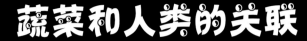

科学家们发现，不仅动物和人类有相似的DNA，很多水果蔬菜的基因也和人类的基因相似，包括蘑菇和生菜等。进一步的研究表明，人类超过40%的DNA和香蕉的相似！

嘿，亲爱的，你怎么还是小不点儿呀？

古老的祖先

你家里年龄最大的人是谁呀？科学家们发现了最古老的人类祖先。"他"生活在5.4亿年前的中国中部，是人类进化的最早形态。"他"大约只有1毫米，可能生活在海床的沙粒中间。

麻烦的结石

胆和肾中的结石的形状和颜色是多种多样的，得了这种病会非常疼！结石是有机物和无机盐沉积而成的坚硬物质，它可能小得和一粒沙差不多，也可能像一个高尔夫球那么大。

最大的结石

2004年，维拉斯·格休芝摘除了世界上最大的肾结石。这块结石有13厘米长，和一支圆珠笔差不多长。从格休芝肾脏里取出的这块结石比他的肾脏还要大呢。

著名作家塞缪尔·佩皮斯把他的肾结石保存起来留作纪念。

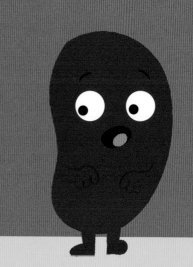

身体里的结石

　　胆结石是胆囊里形成的硬块，它看起来就像鹅卵石。肾结石是在肾脏里形成的，它看起来更像晶体。虽然许多结石都需要医生手术清除，但也有人会通过粪便排出小块胆结石，或从尿液中排出肾结石。加拿大的唐·温菲尔德保持着在22年里从尿液中排出最多结石的纪录，他一共排出了6500多块结石！

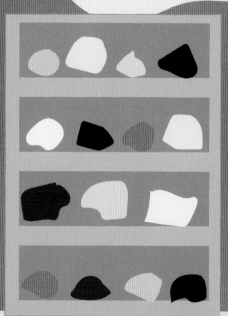

结石展览

　　2019年，伦敦科学博物馆的展览中，有一个胆结石和肾结石展览。游客们看到这些从病人身上取出的各种结石，感到十分惊讶。

多余的器官

人类已经进化了数万年。在这个过程中，有些身体器官已经没有用处了。一起来看看这些多余或消失的身体器官吧！

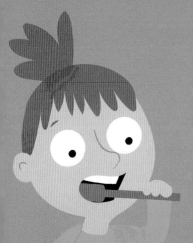

智　齿

由于人类祖先要吃硬邦邦的植物根和生肉，所以会经常用到口腔最里面的智齿。现在，由于食物日益精细，人类的下颌变小了，我们不再需要智齿了，所以有的人就把智齿拔掉了。毕竟，留着它们只会增加刷牙的时间。

阑　尾

阑尾是在腹部右下方的一根又小又细的管子。虽然有些科学家认为阑尾对肠道有益，但阑尾炎也会引起严重的健康问题。这时，医生往往会把阑尾割掉，身体并不会受到影响。

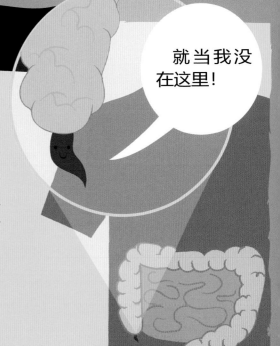

就当我没在这里！

尾骨

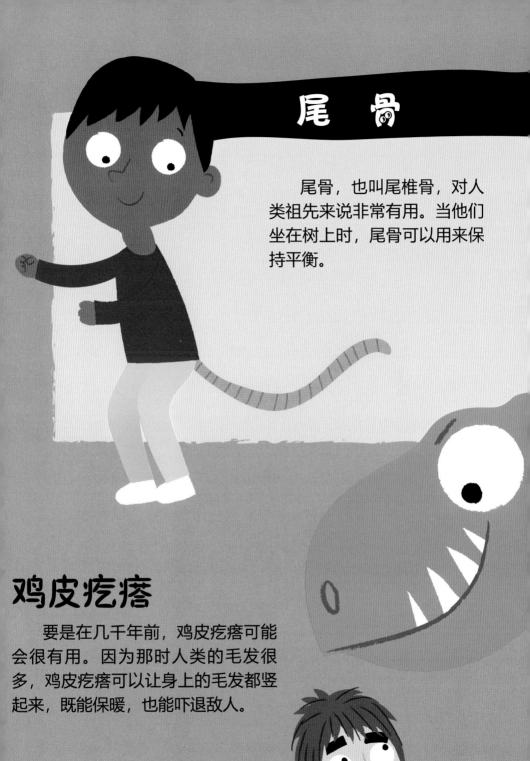

尾骨，也叫尾椎骨，对人类祖先来说非常有用。当他们坐在树上时，尾骨可以用来保持平衡。

鸡皮疙瘩

要是在几千年前，鸡皮疙瘩可能会很有用。因为那时人类的毛发很多，鸡皮疙瘩可以让身上的毛发都竖起来，既能保暖，也能吓退敌人。

粪便图谱

粪便可能是稀薄的、结块的，或是光滑的，它可以反映出很多健康问题。20世纪90年代末，英国布里斯托尔皇家医院的专家们制作了一张粪便图谱，用来说明不同类型粪便代表的健康问题。

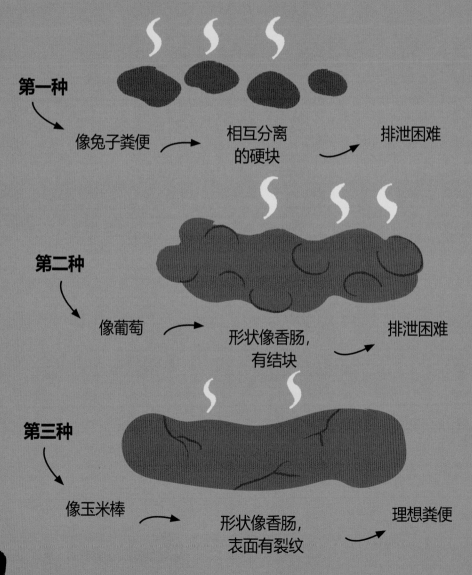

第一种

像兔子粪便 → 相互分离的硬块 → 排泄困难

第二种

像葡萄 → 形状像香肠，有结块 → 排泄困难

第三种

像玉米棒 → 形状像香肠，表面有裂纹 → 理想粪便

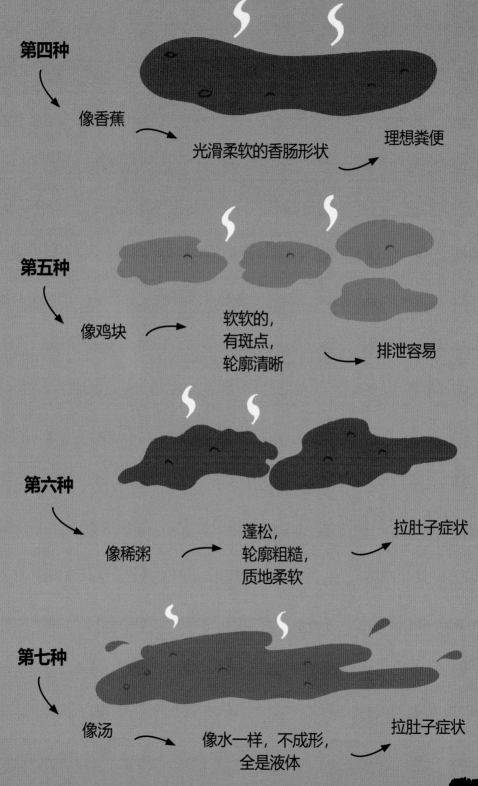

第四种

像香蕉 → 光滑柔软的香肠形状 → 理想粪便

第五种

像鸡块 → 软软的，有斑点，轮廓清晰 → 排泄容易

第六种

像稀粥 → 蓬松，轮廓粗糙，质地柔软 → 拉肚子症状

第七种

像汤 → 像水一样，不成形，全是液体 → 拉肚子症状

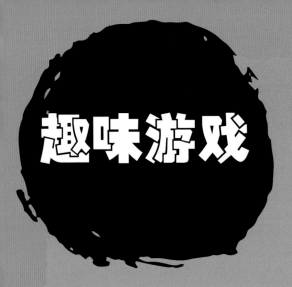

趣味游戏

找一找

用手指一指这些名称对应的图上的身体器官吧。去第121页看看你是否指对了。

1 肾

2 肝

3 胃

4 心脏

5 大脑

6 肺

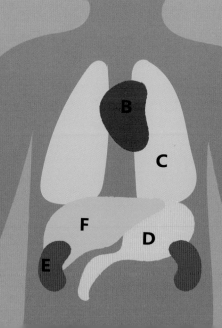

连一连

动动手，把器官名字和它的特征连起来吧。答案在第121页哟。

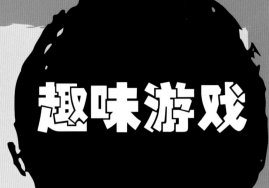
趣味游戏

1 膀胱

2 胃

3 肺

4 心脏

5 大脑

6 皮肤

A 覆盖全身

B 装满了尿

C 用来呼吸

D 给全身供血

E 消化食物

F 身体的控制中心

趣味游戏

答案见第121页。

判断对错

1. 大脑感觉不到疼痛。

2. 人死后指甲也会生长。

3. 人每天放的屁加起来能充满一个气球。

4. 早上比晚上个子更高。

5. 世界上最长的胡子有40米长。

大脑迷宫

你能走出大脑迷宫吗？用手指从起点"走"到终点吧。正确路线可以在第121页找到。

趣味游戏

起点

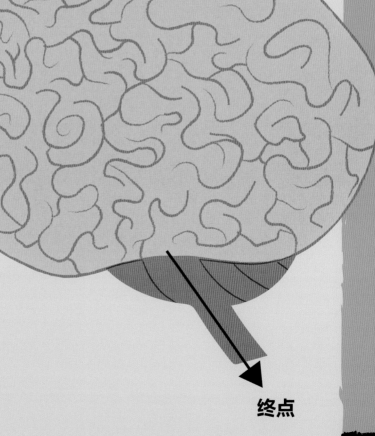

终点

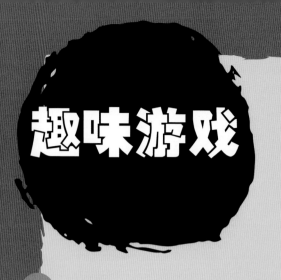

趣味游戏

视错觉

仔细看看这些视错觉图像。你能看到什么呢？说出你的判断，然后去第121页看看你是否答对了吧。

1 哪个正方形更大——黑色的还是白色的呢？

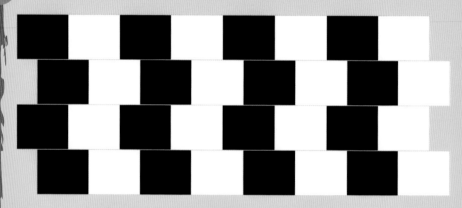

2 哪个图形更大呢？

3 图A和图B相比，哪个图中心的圆更大呢？

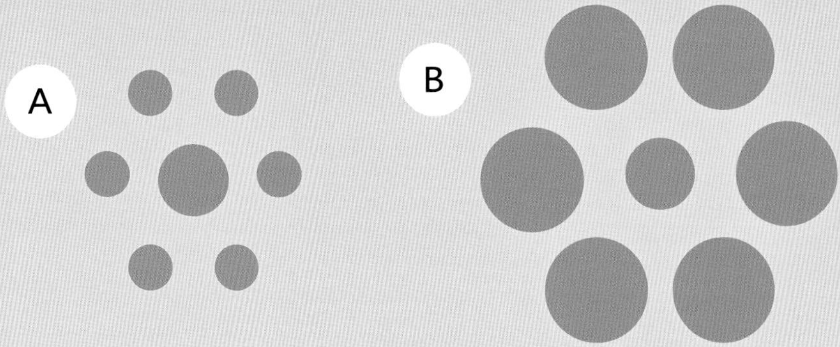

A

B

4 图中的起点和终点各在哪里？

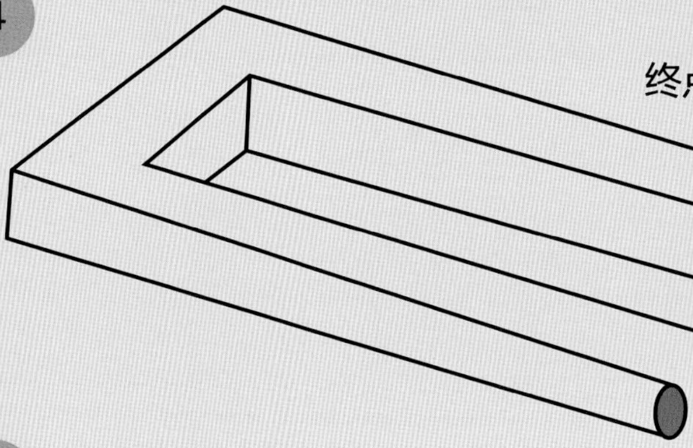

5 哪个人更高呢？

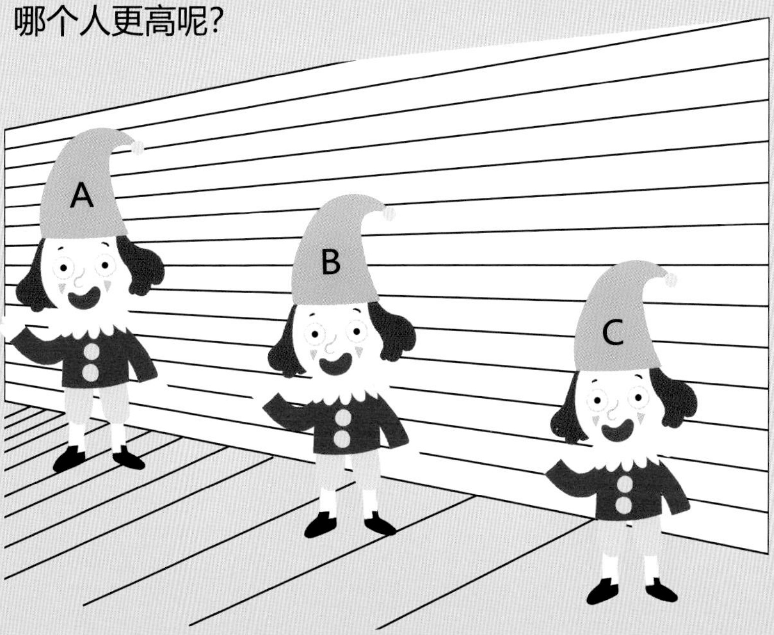

A
B
C

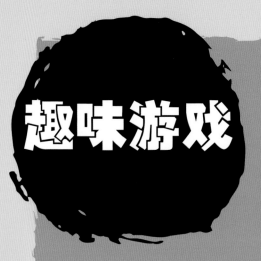

快速反应

读一读下面每个故事的第一部分，然后选出最能表达你情绪的那张面孔。再读一读第二部分，看看会不会选同一张情绪面孔呢？

你把晚饭掉地上了……

晚饭是冷卷心菜和油炸面包。

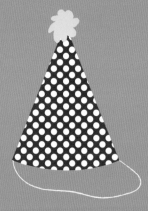

在你的生日聚会上……

有人吃掉了你想吃的那块饼干，这可是最后一块饼干呀。

你有了一双新运动鞋……

但你刚刚穿着它踩到了狗屎。

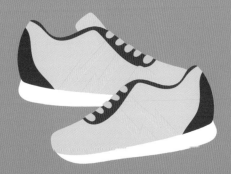

老师给你布置了额外的家庭作业……

作业是去试玩一款新的电脑游戏。

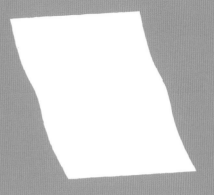

你刚刚在比赛中赢得了很多钱……

是在"世界最臭的屁"大赛中。

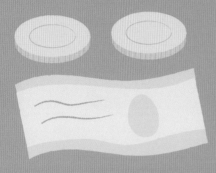

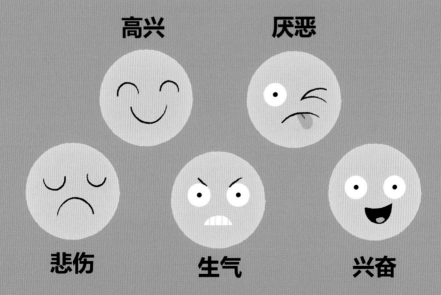

高兴

厌恶

悲伤

生气

兴奋

试试编几个小故事，和好朋友一起玩吧！

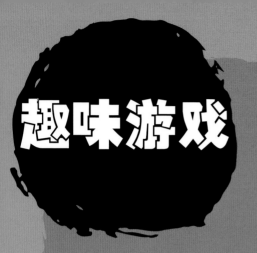

趣味游戏

找不同

你能在这两幅图中找出10个不同之处吗？用手指一指这些不同之处吧！正确答案在第121页。

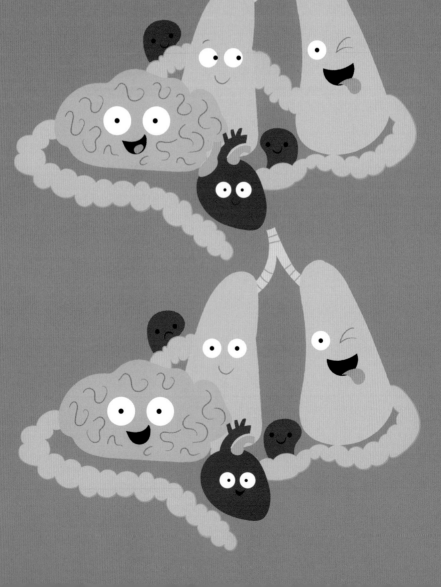

118

小测验

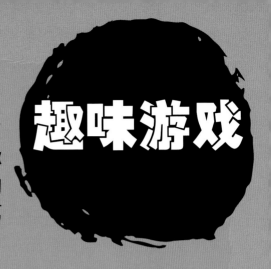
趣味游戏

现在你已经读完了这本书，一起来看看你学到了多少让人惊讶的小知识吧！可以在第121页找到正确答案。

1.人一生要分泌多少唾液？

A.2个浴缸

B.100个浴缸

C.27个浴缸

D.50个浴缸

2.脊柱上有多少块椎骨？

A.20

B.5

C.60

D.30

3.下面哪个器官会随着年龄增长而变大？

A.耳朵

B.舌头

C.屁股

D.大脑

4.下面哪个属于疾病？

A.过敏性咳嗽

B.河狸热

C.蝾螈综合征

D.僵硬症

5.大脑的外形像什么？

A.花生酱

B.冰激凌

C.果冻

D.蛋糕

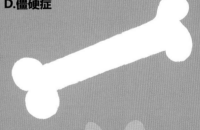

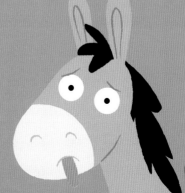

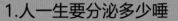

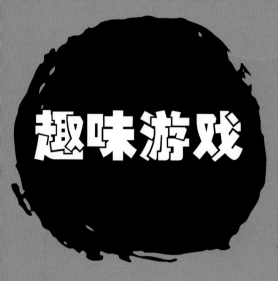

趣味游戏

休息站

许多青少年或成年人都会使用香水，好让自己闻上去更香。香水的气味有很多种，甚至有比萨味、培根味和咖啡味的。

想象一下，你要设计一款新的香水，创作一则广告来推销你的新产品吧。

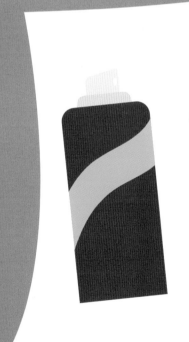

你会给它起什么名字呢？

你希望它是什么气味的？

配个合适的广告词吧。

别忘了设计它的外包装哟！

答案

找一找
1-E，2-F，3-D，
4-B，5-A，6-C

连一连
1-B，2-E，3-C，
4-D，5-F，6-A

视错觉
1.两个都一样大。
2.两个都一样大。
3.两个都一样大。
4.没有起点也没有终点。
5.一样高。

判断对错
1.对！大脑没有疼痛感受器。
2.错！看起来像是在生长，但其实是因为周围的皮肤萎缩了。
3.对！人平均每天要放14个屁。
4.对！脊椎里的软骨白天会受到压迫，睡觉的时候就恢复正常了。
5.错！超过4米但不到40米。

找不同

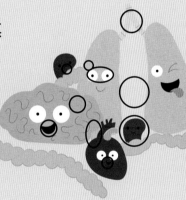

大脑迷宫

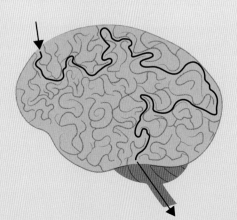

小测验
1.D.50个浴缸
2.D.30
3.A.耳朵
4.B.河狸热
5.C.果冻

术语汇编

DNA
脱氧核糖核酸。储存身体生长特征信息的化学物质。

病毒
能侵入体内细胞的微小病原体。

传染病
由病原体侵入机体所引起的带有传染性的疾病。

毒素
危险的有毒物质。

分贝
测量声强、电压或功率等相对大小的单位。

腐败
机体由于微生物的滋生而遭到破坏。

感染
病原体侵入机体，在机体内生长繁殖引起病变。

感受器
身体用于接收信息的组织。

骨折
外伤或骨组织的病变，骨头折断、变成碎块或出现裂纹。

化合物
两种或两种以上物质相互反应生成的新物质。

化石
古代生物的遗体、遗物或遗迹埋藏在地下变成的跟石头一样的东西。

角蛋白
形成指甲和头发的一种物质。

截肢
因为治疗需要，必须切除身体的一部分。

进化
生物逐渐演变，由低级到高级，由简单到复杂，种类由少到多的发展过程。

抗生素
某些微生物或动植物所产生的抑制或杀死其他微生物的化学物质。

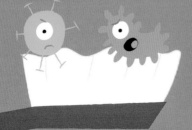

酶

控制生化反应速度的一种物质。

黏液

黏稠的液体。

尿液

人和动物体内，由肾脏产生，从尿道排泄出的液体。

人体冷冻

低温保存尸体的一种方法。

软骨

连接骨骼，柔软灵活的组织。

神经

在中枢神经系统与各个器官之间传递兴奋的组织，是由许多神经纤维构成的。

脱水

身体里缺乏维持正常运转所需的水分。

微生物

形体微小、结构简单的生物的统称，如细菌、病毒等。

细胞

生物体结构和功能的基本单位。

细菌

生活在人体内或体表的微小的原核生物。有的细菌对人体有害。

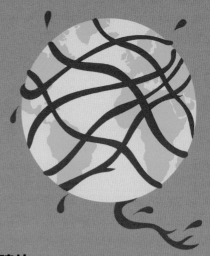

腺体

身体上能产生某种化学物质的组织，如汗腺、泪腺等。

血浆

血液中除血细胞、血小板之外的部分，一种半透明的黄色液体。

血小板

有助于止血和凝血的微小细胞。

氧气

人赖以生存的气体。

营养

机体从外界吸取需要的物质来维持生长发育等生命活动的作用。

组织

机体中构成器官的基本单位，是由许多形态和功能相同的细胞按一定方式结合而成的。

索 引

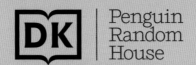

图书在版编目（CIP）数据

臭臭的人体小百科 / (英) 基夫·佩恩 (KEV PAYNE)
著；陆薇译. -- 天津：新蕾出版社, 2022.12
书名原文: Gross and Ghastly Human Body
ISBN 978-7-5307-7457-1

Ⅰ.①臭… Ⅱ.①基… ②陆… Ⅲ.①人体 – 少儿读
物 Ⅳ.①R32-49

中国版本图书馆CIP数据核字(2022)第219623号

Original Title: Gross and Ghastly: Human Body: The Big Book of Disgusting
Human Body Facts
Copyright © Dorling Kindersley Limited, 2021
A Penguin Random House Company
津图登字：02-2022-284

书　　名：	臭臭的人体小百科 CHOUCHOU DE RENTI XIAO BAIKE
出版发行：	天津出版传媒集团 新蕾出版社
网　　址：	http://www.newbuds.com.cn
地　　址：	天津市和平区西康路 35 号 (300051)
出 版 人：	马玉秀
责任编辑：	张　杨
责任印制：	杨光明
封面设计：	青空工作室 Design QQ:2505945961
电　　话：	(022)23332422 (022)23332351　23332679
传　　真：	(022)23332422
经　　销：	全国新华书店
印　　刷：	广东金宣发包装科技有限公司
开　　本：	787 毫米 × 1092 毫米　1/16
字　　数：	70 千字
印　　张：	8
版　　次：	2022 年 12 月第 1 版　2022 年 12 月第 1 次印刷
定　　价：	64.00 元

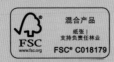

For the curious
www.dk.com